慢性咽炎治疗良方

侯天印 何 涛 侯书灵 编著

金盾出版社

内容简介

本书分为两章，第一章介绍慢性咽炎的病因病理，临床症状和诊断，中医辨证分型与施治。第二章介绍治疗慢性咽炎良方，包括茶饮方、食疗方、中药内服方、中药外治方及其他方，每方均有药物组成、制作方法、功效主治、经验体会和方剂出处。这些方取材容易、疗效好，可供广大患者选用。

图书在版编目(CIP)数据

慢性咽炎治疗良方/侯天印，何涛，侯书灵编著．—北京：金盾出版社，2013.7(2019.4 重印)

ISBN 978-7-5082-8192-6

Ⅰ.①慢… Ⅱ.①侯…②何…③侯… Ⅲ.①慢性病—咽炎—中医疗法 Ⅳ.①R276.161

中国版本图书馆 CIP 数据核字(2013)第 047175 号

金盾出版社出版、总发行

北京太平路 5 号(地铁万寿路站往南)

邮政编码：100036　电话：68214039　83219215

传真：68276683　网址：www.jdcbs.cn

北京军迪印刷有限责任公司印刷、装订

各地新华书店经销

开本：787×1092 1/32　印张：5.75　字数：84 千字

2019 年 4 月第 1 版第 3 次印刷

印数：10 001～13 000 册　定价：19.00 元

前 言

慢性咽炎是五官科常见病之一，具有病程较长，病因复杂，症状顽固，短期治疗难以显效，不易治愈，且易于复发等特点。随着社会的不断进步和发展，物质、文化生活的广泛交流，饮酒及嗜食肥甘厚味者的剧增，职业用嗓频率、强度的增加，工业废气排放的增剧，致使慢性咽炎发病率与日攀升，尤其城市的发病率明显高于农村。因此，寻找治疗慢性咽炎的良方妙法，一直是广大医务工作者和患者的迫切愿望和期盼。

我国广大劳动者在长期的生活实践中，积累了大量与疾病斗争的经验，对慢性咽炎的治疗，各地均显现出不少偏方、单方。尤其是新中国成立后，中医学的研究和发展取得的成就举世瞩目，治疗慢性咽炎的新疗法、新成果亦层出不穷。然而，叹其卓有成效的治疗方法散在于诸多书刊之中，对于医生来说，如要尽数阅之，无疑是十分困难和不便；对于患者而言，就更不易从中获取适合自己的有效良方。为此，我们在大量收集古今资料和征求专家意见的基础上，本着突出实用、方便、新颖、可靠之宗旨，在众多书刊资料中，经过反复筛选，并结合自己的临床经验和体会，予以加工整理，编写成《慢性咽炎治疗良方》一书，奉献给广大读者。希望慢性咽炎患者能在专业医师的指导下，根据辨证施治原则，针对性地选择治疗良方，以取得满意的治疗效果。

本书所引用的治疗良方和临床资料均来自国内公开发表的书刊，在此谨向有关作者致以衷心的感谢！限于篇幅和便于阅读，在编写过程中对摘录的某些原始资料，做了适当的修改。由于作者水平所限，书中不足和错误之处尚祈各位同仁批评指正。

作　者

目录

第一章 概 述

第二章 治疗良方

第一章 概 述

慢性咽炎是一种发生在咽黏膜、黏膜下及淋巴组织的慢性弥漫性炎性病变，常为上呼吸道炎症的一部分。临床以咽干不适、痒感、微痛或异物感为特征。本病为常见病，多发于成年人。在城镇居民中，其发病率占咽科疾病的10%～20%，占耳鼻喉科疾病的2%～5%；农村的发病率较低，分别为5.5%及2.2%。

慢性咽炎可由急性咽炎反复发作或慢性扁桃体炎、口腔牙齿炎症转变而成，亦可由周围病灶影响，如慢性鼻炎、鼻窦炎时张口呼吸及鼻涕后流，经常刺激咽部而成。另如烟酒过量，或过食辛辣，或言谈过久(职业因素)，或吸入不洁空气、化学气体刺激咽部而成，或由全身性慢性疾病(如贫血、便秘、消化不良、心脏病等)而继发本病。

根据本病临床特征和病理变化，可分为慢性单纯性咽炎、慢性增生性咽炎、慢性干燥性咽炎三个类型。

1. 慢性单纯性咽炎 有不同程度的咽部不

适、异物感、干燥感，说话稍久则症状加重，常做吭咯唏动作，易引起干呕，或有微痛。其咽部反射很敏感，黏膜充血以咽后壁为多见，并可见散在突起的增生淋巴滤泡，常为黏液或黏脓性分泌物所覆盖。

2. 慢性增生性咽炎　症状基本同单纯性咽炎，因其黏膜下组织甚至咽肌明显增生，故可见咽黏膜增厚、充血，腭弓及软腭边缘肥厚，咽腔变窄，表面可见扩张之小血管，咽后壁有多数颗粒状突起的淋巴滤泡，甚至相互融合成块。

3. 慢性干燥性咽炎　其临床表现以咽部干燥感最为突出，检查见咽黏膜干燥、菲薄，甚则表面发亮如羊皮纸，咽腔变大，表面常附有片状干痂，咽壁活动时可出现黏膜皱纹，在后壁隐约可见颈椎骨。但上述三型亦可看做是同一疾病的不同病期。

根据本病临床上以喉关内的关上、关中及关下等部肌膜长期红肿、有红瘰，或干燥萎缩，且有咽干痒、隐痛不适为主要表现的特点，属于中医学的“虚火喉痹”“嗌干”等范畴。初期多为阴虚肺燥，灼伤咽喉，进一步发展则可伤及肾阴，造成虚火上炎；虚火灼津为痰，痰火凝滞咽窍，脉络不通，气血凝结，痰阻血瘀凝于咽喉；虚火久灼，火燥津枯，津液枯涸无以上承，咽窍失养肌膜干萎发为本病。

一、咽的应用解剖与生理

(一)咽的应用解剖

咽位于第1～6颈椎前方，是呼吸道与消化道共同的通道。成人的咽全长约为12厘米，上起颅底，向下于环状软骨下缘与食管口连接。咽的后壁及侧壁完整，前壁与鼻腔、口腔和喉腔相通，下壁与咽自上而下可分为鼻咽、口咽、喉咽三部分。

1. 鼻咽部 鼻咽也称上咽。前部以后鼻孔为界并与鼻腔相通，下方与口咽部相通。顶部为蝶骨体及枕骨底部，前下为软腭，后壁相当于第1～2颈椎。

在鼻咽顶及其后壁上有淋巴组织团，称腺样体(或称咽扁桃体、增殖体)，两侧壁有咽鼓管的咽口，咽鼓管的咽口有一隆起，称咽鼓管圆枕。咽鼓管圆枕后上方与咽后壁之间有一凹陷处，称咽隐窝，是鼻咽癌好发的部位。其上方与颅底破裂孔相邻，鼻咽癌易经此处侵入颅内。

2. 口咽部 口咽也称中咽，是口腔向后方的延续部，顶为软腭，下界为会厌上缘，前方经咽峡与口腔相通，所谓咽峡为由上方的悬雍垂和下方舌背、两侧的腭舌弓及软腭游离缘共同构成的一个环形狭窄部分。后壁平对第2～3颈椎体，上接鼻咽，下接喉咽(相当于会厌上缘之上)。侧壁由软腭向下分为两腭弓，前为腭舌弓，后为腭咽弓，在两腭弓之间为扁桃体窝，腭扁桃体即位于其中，为咽喉最大的淋巴组织团。咽后壁黏膜下散在的淋巴组织，称为咽后壁淋巴滤泡。咽后壁与侧壁交界处，有一纵行带状淋巴组织，称咽侧索。

3. 喉咽部 喉咽也称下咽，位于会厌上缘与环状软骨下缘之间，后壁平对第3～6颈椎，上接口咽，下接食管入口。前面自上而下有会厌、杓会厌皱襞和杓状软骨所围成的入口，接喉口，与喉腔相通。在喉口的两侧和甲状软骨板内侧面之间，各有两个较深的隐窝，称梨状窝。在舌根和会厌之间亦有凹陷，称会厌谷，其中有舌会厌韧带将其分为左右各一。小的尖锐异物易刺入或嵌顿于会厌谷及梨状窝。

咽壁之组织结构从内到外分为黏膜层、纤维层、肌肉层、外膜层等四层，其特点是无明显的黏膜下组织层，纤维层与黏膜紧密附着。颊咽筋膜与椎前筋膜之间的间隙称咽后间隙，其两侧为包围颈部大血管及神经的筋膜，借此与咽上颌间隙相隔。本间隙在鼻咽部于正中由纤维组织分为左右两部，于口咽部无此分隙，因此咽后脓肿，在鼻咽部者偏于一侧，在口咽部者则位于中央。咽侧间隙又称咽上颌间隙。

咽部黏膜下富于淋巴组织，环绕于咽壁，彼此有淋巴组织相互联系，形成咽淋巴环。主要由咽扁桃体、咽鼓管扁桃体、腭扁桃体、咽侧索、咽后壁淋巴滤泡及舌扁桃体构成内环。内环淋巴流向颈部淋巴，后者又互相交通，自成一环，称外环。其中最重要的是腭扁桃体（一般称扁桃体），为咽淋巴组织中最大者，位于前后腭弓之间的扁桃体窝内，左右各一。整个扁桃体，除下极 1/5 以外，都有被膜包住，其上有 10～20 个伸入扁桃体的凹陷，称为扁桃体隐窝。每一隐窝口可分出若干旁支。隐窝内积存有脱落上皮、淋巴球、白细胞、细菌及食物碎屑等，故易潜藏病原体。隐窝周围环列着多量的淋巴滤泡，淋巴滤泡外围为小淋巴球，中央为大淋巴球。因此处产生淋巴球，故称之为生发中心。扁桃体无输入淋巴管与淋巴窦，仅有输出淋巴管，因此与淋巴结的结构不同。扁桃体的动脉来自颈外动脉。静脉由扁桃体流入咽丛及舌静脉，然后流入颈内静脉。扁桃体的神经由咽丛、三叉神经第二支（上颌神经）及舌咽神经分支所支配。

(1)腺样体(咽扁桃体):位于鼻咽顶与后壁交界处,呈橘瓣状排列。有5～6条纵行裂隙,常为细菌繁殖与藏匿的地方。腺样体居中的裂隙,往往深而宽,呈梭形,称为咽囊。腺样体与咽壁间无纤维组织包膜,故手术不易刮净。儿童的腺体一般较大,10岁以后逐渐萎缩,至成年则消失,但亦有到成年腺样体尚残留者。

(2)咽鼓管扁桃体:为咽鼓管口后缘的淋巴组织。

(3)舌扁桃体:位于舌根部,呈颗粒状,大小因人而异,含有丰富的黏液腺。

(4)咽侧索:为咽部两侧壁的淋巴组织,位于咽腭弓后方,呈垂直带状,由口咽部上延至鼻咽,与咽隐窝淋巴组织相连。

(5)咽部动脉:由颈外动脉的咽升动脉,与颌外动脉的腭升动脉以及颌内动脉的腭降动脉汇入。

(6)咽部静脉:经咽静脉丛与翼丛相连,经面静脉,汇入颈内静脉。

(7)咽部神经:主要由来自迷走神经、舌咽神经、副神经及颈交感神经所构成的咽神经丛,以主管咽的感觉与运动。鼻咽上部黏膜由三叉神经的上颌神经所主管,腭帆张肌由三叉神经第二支主管,喉咽部黏膜由喉上神经主管。

(二)咽的生理

1. 呼吸功能 呼吸功能是呼吸时气流出入的通道,而且咽黏膜内和黏膜下含有丰富的腺体,对吸入的空气有调节温度、湿度及清洁的作用。

2. 吞咽功能 口咽、喉咽是咽下食物的必经之路。当食物经口腔的作用(咀嚼,渗入唾液,形成食物团块)后通过咽峡被送进口咽部,由于前腭弓收缩,食物不能返回口腔;软腭收缩,咽后壁向前突出,防止食物进入鼻咽部;喉头上升,舌根后移,会厌软骨向下趋近杓状软骨,使喉口关闭,同时,前庭裂及声门裂一概闭合,呼吸暂停,从而隔绝了喉腔和咽部的交通。这样,在咽缩肌的收缩作用下,食物便被迫进入食管。

3. 语言形成 咽部对喉部发出的声音有共鸣的作用,并能使音质清晰。

4. 防御保护功能 防御保护功能主要通过咽反射来完成。

5. 调节中耳气压功能 与吞咽运动密切相关,吞咽运动可使咽鼓管开放,从而使中耳气压与外界大气压得以平衡。

6. 扁桃体的免疫功能 扁桃体生发中心含有各种吞噬细胞，同时可以制造具有天然免疫力的细胞和抗体，对从血液、淋巴或其他组织侵入机体的有害物质具有积极的防御作用。

二、咽喉与中医学脏腑经络的关系

（一）咽喉与中医学脏腑的关系

咽前连口腔，下经食管通胃腑，为胃之系，是气息出入及饮食水谷的共同通道。喉上通口鼻，下接气管至肺，为肺之系，有行呼吸、发声音、护气道的功能。其中与肺、胃、脾、肝、肾关系较为密切。

1. 咽喉与肺的关系

（1）所属关系：肺之经脉循喉咙；喉下接气道，与肺相通，为肺之系，乃肺之苗。

（2）生理关系：肺司呼吸，咽喉为气道，乃呼吸出入之要塞，咽喉通利，肺气充沛，共同完成行呼吸、发声音的生理功能。

（3）病理关系：肺脏有病，可导致咽喉疾病。如肺经有热，上攻咽喉，可致咽喉疼痛，甚至失声。

（4）治疗关系：咽喉病从肺论治，临床常有疏风宣肺、清肺泻热、养阴润肺、补肺敛气等治法。

2. 咽喉与脾胃的关系

(1)所属关系：咽下接食管，与胃相通，为胃之所属。

(2)生理关系：咽为胃之通道，司饮食吞咽，咽喉得脾气的输布而健旺，而咽喉生理功能正常，脾胃才能完成消化、吸收和输布的功能。

(3)病理关系：胃腑热盛，蒸灼咽喉，可致咽喉红、肿、热、痛；脾气虚弱，咽喉失养，可致虚证咽喉病。

(4)治疗关系：很多咽喉疾病可从脾胃论治，临床上常有清胃泻火、利膈通便、补中益气、养胃生津等治法。

3. 咽喉与肝的关系

(1)所属关系：足厥阴肝经之脉入肺中，循喉咙，入颃颡，咽为肝之使。

(2)生理关系：肝主疏泄，肝之经气上达咽喉，肝的疏泄功能正常，气机调畅，则咽喉通利。

(3)病理关系：肝的疏泄功能异常，可引起咽喉疾患。如肝气郁结，肝气上逆于咽喉，可致咽喉吞咽不利。

(4)治疗关系：一些咽喉病证可以从肝论治。临床上常用的有清肝泻火、疏肝解郁等治法。

4. 咽喉与肾的关系

(1)所属关系：足少阴肾经之脉，循喉咙，与咽喉在经络上有直接联系。

(2)生理关系:肾精充沛,咽喉得以濡养则生理功能健旺,不易为邪毒所犯。

(3)病理关系:肾脏病理变化所致的咽喉病多为虚证。如肾阴虚,虚火上炎所致的虚证咽喉病。

(4)治疗关系:临床上常用的有滋养肾阴、温补肾阳、引火归原等治法。

(二)咽喉与中医学经络的关系

咽喉是人体的要冲,是经脉循行交会之处,在十二经脉中,除手厥阴心包经和足太阳膀胱经间接通于咽喉外,其余经脉都直接通达。

1. 手太阴肺经 入肺脏,上循喉咙,横出腋下。

2. 手阳明大肠经 从缺盆上走颈部,沿颊入下齿中。

3. 足阳明胃经 从大迎前下人迎,循咽喉,入缺盆。

4. 足太阴脾经 从脾脏上络于胃,横过膈,上行夹于食管两旁,循经咽喉,连舌本。

5. 手少阴心经 从心系,夹食管上循咽喉,连于目系。

6. 手太阳小肠经 从缺盆循颈,经咽喉上颊。

7. 手少阴肾经 从肾上贯肝膈，入肺中，循咽喉，夹舌本。

8. 手少阴三焦经 从肩上走颈，过咽喉，经耳上角到颊部。

9. 足少阳胆经 从耳后循颈过咽，下肩至缺盆；其支者，从颊车，下走颈，循咽喉，至缺盆。

10. 足厥阴肝经 属肝，络胆，上贯膈，分布于胁肋，循喉咙之后，上入颃颡。

11. 任脉 循腹里，上关元，至咽喉，上颐，循面，入目。

12. 冲脉 其会于咽喉，别而络唇口。

13. 阳蹻脉 从肩部，循经颈，过咽，上夹口角。

14. 阴维脉 从胁部上行至咽喉。

三、病因病理

(一)现代医学的病因病理

1. 病 因

(1)局部因素：①急性咽炎反复发作，以致转为慢性。②患有各种慢性鼻病，因鼻塞而长期张口呼吸及鼻涕后流，经常刺激咽部，或受慢性扁桃体炎及口腔牙病等的影响，也可引起本病。③外来刺激因素，如烟酒过度，常食辛辣食物，以及粉尘、化学气体的刺激，都可引起本病。

(2)全身因素：各种慢性病，如贫血、便秘、消化不良、心脏病等，可因血循环障碍导致咽部淤血而继发本病。慢性支气管炎、支气管哮喘、风湿病、肾脏病、肝硬化等也有引发本病的倾向。

(3)职业因素：教师、演员等职业性用嗓工作者，因长期多语言和演唱，用嗓过度，持久刺激咽部黏膜，引起慢性充血而致病。

2. 病理 一般分为三种类型。

(1)慢性单纯性咽炎：咽部黏膜层慢性充血，小血管扩张、黏膜下层结缔组织及淋巴组织增生，黏膜腺肥大，黏液性分泌物增多，血管周围有淋巴细胞浸润。

(2)慢性肥厚性咽炎：咽部黏膜充血肥厚，黏膜下有广泛的结缔组织及淋巴组织增生，甚至侵及咽肌。淋巴组织围绕黏膜腺增生，在咽后壁形成颗粒状隆起，黏液腺管口可被淋巴组织压迫，致发生感染，使颗粒状的淋巴滤泡红肿。黏液腺管内含有黏性分泌物，形成囊状白点，位于淋巴滤泡的顶部，如破裂外溢，则为黄白色分泌物。咽侧淋巴束亦增生，于咽腭弓之后现一隆起皱襞。

(3)萎缩性咽炎：黏膜层及黏膜下层萎缩变

薄，上皮细胞退化变性，腺体和杯状细胞退化萎缩，分泌减少，分泌物变稠厚，咽后壁有痂皮附着。严重者咽腱膜及肌肉亦可受累。

(二)中医学的病因病机

1. 阴虚津伤 急性喉痹反复发作，邪热伤津耗阴，肺胃阴虚；或素为阴虚之体，阴虚热乘津伤，均可导致津液耗伤无以上呈，咽窍失养，发为本病。

2. 阴虚火旺 邪热久恋伤阴，肺肾阴虚，虚火内生；或素体肺肾阴虚，阴虚火旺；均可导致虚火久灼，脉络阻滞，咽窍灼伤，红肿而痛。

3. 痰浊郁阻 肺肾阴虚，虚火偏旺，炼津为痰，痰浊内生；或肝郁气滞，痰气郁结。均可导致痰浊凝滞咽窍，脉络不通，郁久成结，小瘰云集，痰浊稠厚黏附于咽窍，发为本病。

4. 血瘀凝滞 病久伤阴，阴虚火旺，虚火伤津耗液，脉络受伤致瘀；或七情失调，肝郁气滞，气滞血瘀；或痰湿内停，脉络受阻，痰阻血瘀。瘀血内阻咽窍，脉络不通，气血瘀结，咽窍红肿加甚，小瘰云集成块，咽侧束突起成索状。

5. 脾虚湿停 嗜食辛辣厚味，烟酒过度，均可导致脾胃受损，健运失职，水湿内停。由于脾、胃、肺经脉均行于咽喉连于舌根，因此脾虚湿停，阻滞不通，结聚咽喉，发为本病。

6. 虚阳上浮 脾肾阳虚，少阴经脉失于温煦，津液不能上呈，气化无力，虚阳上浮伤及咽窍，发为本病。

四、临床诊断

1. 症状 咽部可有各种不适感觉，如灼热、干燥、微痛、发痒、异物感，习以咳嗽清除分泌物，常在晨起用力清除分泌物时，有作呕不适。通过咳嗽，清除出黏稠的分泌物后症状缓解。上述症状因人而异，轻重不一，一般全身症状多不明显。

2. 体征 以局部体征显著。

(1)慢性单纯性咽炎：检查时，咽部反射亢进，易引起恶心，咽黏膜弥漫性充血，色暗红，咽后壁有散在的淋巴滤泡增生，其周围有扩张的血管网，且常附有少量黏稠分泌物。

(2)慢性肥厚性咽炎：咽黏膜增厚，弥漫性充血，色深红，小血管扩张，咽后壁淋巴滤泡增生、充血、肿胀隆起呈点状分布，或相互融合成片，可间见 1～2 个淋巴滤泡顶部有黄白色小点，严重者两侧咽侧索、咽腭弓等亦有充血、肥厚。

(3)萎缩性咽炎：检查时咽部感觉及反射减

退，可见咽黏膜菲薄、干燥；萎缩较重者，黏膜薄如发光的蜡纸，咽部吞咽活动时黏膜出现皱纹，咽后壁隐约可见颈椎体轮廓；萎缩更重者，黏膜表面常附有片状深灰色或棕褐色干痂。

3. 实验室及其他检查 慢性咽炎的实验室检查较少做，因往往无阳性结果。内镜检查可发现咽部表面各种病变，如咽黏膜慢性充血，咽后壁、舌根淋巴滤泡增生等体征。如要诊断咽侧壁和后壁深部结构病变，则需进行影像学检查。

4. 诊断要点 根据本病慢性发作，病程长，咽部有干、痒、隐痛、异物感等症状，检查有咽黏膜慢性充血、肥厚，淋巴滤泡肿大，或咽黏膜萎缩变薄等局部体征，诊断一般不难。但应多方观察检查，不可对咽部有异物感者，轻率地作出慢性咽炎的诊断。慢性咽炎有时仅为一继发病变，或与慢性咽炎相似的症状，常是许多全身疾病的局部表现，故须详问病史，重视对鼻腔、鼻窦、喉腔、下呼吸道、消化道及全身疾病的检查，找出病源，以便进行去因治疗。本病尤其须注意与咽部梅毒、麻风、结核、狼疮、肿瘤、咽神经官能症、食管癌、丙种球蛋白缺乏症、颈症候群、茎突过长症进行鉴别。

五、中医辨证施治

慢性咽炎的西医治疗以消除病因治疗(如戒烟酒、纠正便秘和消化不良、消除粉尘和有害化学气体等刺激因素、治疗邻近病灶及全身疾病)和局部治疗(如药物含漱、涂药、喷药、灌洗和物理疗法),由于整体功能状态不得纠正,故常易复发,疗效欠佳,治愈颇难。中医则针对不同病期的不同病机特点,进行辨证施治,采用养阴清肺、滋阴降火、温肾扶阳、活血祛痰,以改善体质,巩固疗效,防止复发,因此可以取得较好的疗效。现将慢性咽炎的中医治疗介绍如下:

1. 阴虚证

【辨证特征】 咽干口燥,隐隐作痛,异物感,发痒干咳,痰黏量少,不易咳出,声音嘶哑,大便干结;咽黏膜暗红,咽后壁淋巴滤泡增生。舌质红,苔薄黄,脉细略数。

【治疗原则】 滋阴清肺,解毒利咽。

【常用方剂】 养阴清肺汤加减。

【药物组成】 生地黄、麦冬、玄参、白芍、牡丹皮各10克,川贝母6克,薄荷(后下)12克,生甘草3克。每日1剂,水煎服。

【随证加减】 兼见发热、恶寒表证者,加桑叶、蝉蜕、牛蒡子各10克；热毒重者，加金银花、连翘、土牛膝各15克；声音嘶哑重者，加木蝴蝶、凤凰衣各6克；咳嗽重者，加百部、桑白皮、桔梗各10克。

2. 阴虚火旺证

【辨证特征】 咽干不适，隐隐作痛，异物感，发痒干咳，痰黏量少，时轻时重，甚则痰中带血；咽黏膜暗红微肿，脉络曲张，少许小瘰隆起。全身伴有午后烦热，腰膝酸软不适。舌红少苔，脉细数。

【治疗原则】 滋阴清热，利咽止咳。

【常用方剂】 百合固金汤合二至丸加减。

【药物组成】 百合、生地黄、熟地黄、麦冬、玄参、白芍、女贞子、墨旱莲、牡丹皮、桔梗各10克，川贝母6克，当归6克，生甘草3克。每日1剂，水煎服。

【随证加减】 咽干甚者，可加橄榄、天冬；咽痒干咳者，可加冬桑叶、枇杷叶；异物感明显者，可加绿萼梅、橘络；脉络曲张明显者，可加丹参、丝瓜络。

3. 脾虚湿停证

【辨证特征】 咽喉疼痛、干燥，咽黏膜水肿，兼有脘腹胀满，大便溏泄，舌质淡苔白，脉缓弱。

【治疗原则】 健脾益气。

【常用方剂】 参苓白术散加减。

【药物组成】 党参、白术、莲子肉、白扁豆、桔梗各10克,茯苓、山药、薏苡仁各15克,厚朴、砂仁、甘草各6克。每日1剂,水煎服。

【随证加减】 咳嗽痰多色白者,加半夏、橘红、百部各15克;咽黏膜水肿,咽后壁淋巴滤泡增生者,加赤芍、泽兰、丹参各15克;腹泻明显者,加乌梅15克。

4. 虚寒证

【辨证特征】 咽痛不渴,畏寒无热,咽黏膜肿而不红,口淡,大便溏泄,小便清长。舌淡胖大,脉沉迟。

【治疗原则】 温阳散寒。

【常用方剂】 附子理中汤加减。

【药物组成】 制附子(先煎)、党参、干姜、白术、泽泻各10～15克,桔梗、甘草各5克。每日1剂,水煎服。

【随证加减】 咽痛明显者,加细辛3克;大便溏泄重者,加补骨脂、煨肉豆蔻各12克。

5. 气郁证

【辨证特征】 咽痛,咽异物感,咳之不出,咽之不下,兼有胸胁胀闷不舒。舌边红,脉弦。

【治疗原则】 行气化痰,解郁利咽。

【常用方剂】 半夏厚朴汤加减。

【药物组成】 制半夏、厚朴、茯苓、蚤休各15克，桔梗、苏梗、香附各12克，陈皮、甘草各5克。每日1剂，水煎服。

【随证加减】 胸胁胀闷不舒者，加佛手、郁金各12克；烦躁易怒者，加牡丹皮15克，栀子10克；失眠多梦者，加合欢花10克，夜交藤30克。

6. 痰 热 证

【辨证特征】 咽部疼痛，或有灼热感，或有干涩感，咽喉痰多，痰黏难除，喜咳嗽清嗓，常因频频清嗓而恶心不适，难以缓解，舌苔黄腻，脉滑。

【治疗原则】 化痰消肿，清热利咽。

【常用方剂】 启膈散加减。

【药物组成】 制半夏、茯苓、桔梗、玄参、丹参各15克，浙贝母、郁金、杵头糠各10克，荷蒂2个，砂仁壳、甘草各5克。每日1剂，水煎服。

【随证加减】 痰难咳出者，加海浮石30克；恶心甚者，可加旋覆花（包煎）、竹茹；咳嗽明显者，加紫菀、白前各10克。

7. 血 瘀 证

【辨证特征】 咽干涩刺痛，咽异物感，咳痰不爽；咽黏膜充血、红肿，网状脉络丛集，小瘰丛生甚则云集成块。全身伴有午后低热，手足心热，心烦失眠多梦等不适。舌质黯红，或有瘀点，苔微黄腻，脉弦数或细涩。

【治疗原则】 活血化瘀，舒利咽窍。

【常用方剂】 利咽活血汤加减。

【药物组成】 丹参、玄参、夏枯草、赤芍、草河车、丹参、山豆根各15克，桃仁、大黄、牛蒡子、桔梗各10克，生甘草3克。每日1剂，水煎服。

【随证加减】 咽刺痛甚者，可加炮穿山甲10克；痰黏难咳出者，加海浮石30克；恶心甚者，可加制半夏、竹茹各10克；小瘰丛生严重者，可加三棱、莪术各10克，海藻、昆布各15克。

六、慢性咽炎的自我调养

(1)坚持锻炼身体，不断增强体质，防止呼吸道感染。

(2)保持良好的心理状态，避免过激的情绪波动，如烦躁、忧虑、郁闷、悲伤等，做到心情舒畅，精神愉快。

(3)讲究卫生，保持口腔清洁，勤漱口，坚持早晚及饭后刷牙。

(4)保持室内合适温度和湿度，空气流通、新鲜，夏天和冬天室内温度都不要调得太低或太高。

(5)戒除烟酒，对在粉尘及有害化学气体环境下工作者要加强劳动保护，改善劳动条件。

(6)对于用嗓职业(如教师、歌唱演员等)较频的患者，要注意劳逸结合；急性发作期，应严禁过度用嗓，必要时停工休养。

(7)积极治疗急性咽炎及鼻部、口腔、喉部、全身性疾病。

(8)嘱患者宜清淡饮食，且多食一些味酸、甘，滋阴的食物，如水果、新鲜蔬菜、青果等；多饮水，保持大便通畅。少食葱、姜、蒜、辣椒等有刺激性的食物；禁食冰凉饮料、食品，以及油炸、烘烤的食物。

第二章 治疗良方

一、茶 饮 方

青果芦根饮

【药物组成】 鲜青果20个,鲜芦根4支。

【制作方法】 将青果去核,芦根切碎,然后水煎取汁,代茶频饮。

【功效主治】 清热利咽,生津润喉。用于治疗急、慢性咽炎,以咽干咽痛为主。

【经验体会】 本方鲜青果能清肺利咽,去火化痰;芦根清肺热而祛痰排脓,又能清胃热而生津止呕。两药合用,清解肺胃之热,功专效著。

【方剂出处】 《慈禧光绪医方选议》

蜜 茶 饮

【药物组成】 玄参18克,石斛35克,青果20克,山豆根16克,黄芩、金银花、麦冬、菊花各15

克，甘草 10 克。

【制作方法】　上药共研成末，按每份 6 克分成小包备用。每次取 1 小包，放入保温杯中，加蜂蜜 3 匙，沸水冲泡约 15 分钟。饮用时先在口中含片刻，再徐徐咽下。一般每日冲饮 3 包。

【功效主治】　养阴清热，解毒利咽。治疗慢性咽炎，属肺阴不足，虚火上炎，或兼感风热邪毒者。

【临床应用】　本方治疗急、慢性咽炎 21 例，均获良好效果。一般急性咽炎用药 2～3 天，慢性咽炎用药 5～7 天为 1 个疗程。

【经验体会】　方中玄参、麦冬、石斛养阴润肺兼清虚热；青果、山豆根、甘草清热解毒利咽；金银花、黄芩、菊花清热解毒祛湿，兼祛风热邪毒。诸药伍用，养阴润燥，清热解毒，清利咽喉，兼有疏风解热之功。

【方剂出处】《五官科病实用方》

加减古方五汁饮

【药物组成】　蜜柑 2 个，鲜藕 120 克，荸荠 20 个，青果 20 个，生姜 1 薄片。

【制作方法】　上药除去皮、核、节等，捣烂如泥，用布包拧汁，随时服饮。

【功效主治】 清肺开胃，润燥利咽。治疗慢性咽炎属虚火上冲咽喉者。症见咽喉燥痛，干咳无痰，纳呆欲呕。

【经验体会】 方中蜜柑、鲜藕、荸荠养阴清热，生津止渴，润燥化痰；青果清利咽喉，为喉科要药；生姜辛温化痰，兼防上药寒凉伤胃之弊。

【方剂出处】《慈禧光绪医方选议》

清咽饮

【药物组成】 胖大海、天冬、麦冬、乌梅、丹参各等份。

【制作方法】 每次取上药 3 克，放入保温杯中，加沸水冲泡，加盖，10 分钟后即可饮用，每剂可反复加沸水 2～3 次，每日 3～5 剂。

【功效主治】 养阴清热，生津活血。用于治疗小儿慢性咽炎。

【临床应用】 本方治疗小儿慢性咽炎 40 例，痊愈 39 例，好转 1 例，总有效率为 100%。

【经验体会】 方中天冬、麦冬滋阴润燥，养肺清热；乌梅养阴生津，止渴润燥；胖大海清热利咽消肿；丹参活血化瘀通络。全方共奏养阴润燥，清利咽喉，生津化瘀之功。

【方剂出处】《五官科病实用方》

利咽茶

【药物组成】 金银花、玄参、麦冬各5份，桔梗、薄荷各2份，山豆根、青果、甘草各1份，上药混合共研末，每袋10克，装入茶袋中，制成方便茶饮品。

【制作方法】 每次用1袋，加沸水200毫升浸泡10分钟后，频频饮服，可反复加沸水3～4次，每日3～5袋。

【功效主治】 滋阴清热，化痰利咽。治疗阴虚火炎，痰火凝聚所致慢性咽炎。

【临床应用】 运用本方治疗慢性咽炎80例，显效62例，有效14例，无效4例，总有效率为95％。

【经验体会】 中医学认为，慢性咽炎初起多为毒邪内侵，再加烟酒辛辣之品刺激，日久导致津液不足，虚火上扰，痰火凝聚于咽喉。利咽茶中金银花、山豆根清热利咽；薄荷、甘草清凉润喉；玄参、麦冬滋阴润燥；桔梗、青果散结化痰；全方具有滋阴清热，化痰利咽的功效，切中病机，故有较好效果。

【方剂出处】 郑允秋等．利咽茶治疗慢性咽炎80例．中国民间疗法，2003，11(6)：18

玄参麦冬饮

【药物组成】 玄参、麦冬各10克，金银花6克。

【随证加减】 咽喉干燥、咳痰不爽者，加生甘草5克，桔梗9克，以利咽喉，润燥化痰；咽喉红肿者，加锦灯笼6克（孕妇忌用），以清热解毒消肿；声音嘶哑者，加胖大海5个，以清咽利喉。

【制作方法】 每日1剂，沸水泡10分钟后饮用，每日3～4次，当茶饮之。

【功效主治】 滋阴降火，清热解毒。适用于治疗慢性咽炎，日久不愈，属阴虚火旺者。

【临床应用】 某男，40岁。慢性咽炎3年，受凉感冒或吸烟过多时加重，咽喉干痛不适，甚至燥痒干咳。予本方泡水饮之，1周后咽部干痛减轻，2周后诸证消失而愈。

【经验体会】 方中玄参、麦冬养阴润燥利咽，金银花清热解毒利咽。全方共奏养阴润燥，清热解毒之功效。

【方剂出处】《中国现代名医验方荟海》

宁咽茶

【药物组成】 甘草、桔梗、麦冬各250克，怀牛膝500克,青果100克。

【制作方法】 将上药共粉碎成粗末,每10克为1包,用塑料袋封装备用。①泡茶服。将宁咽茶1包,放在保温杯内,用沸水冲泡10分钟后代茶饮,日服1～2包。②水煎服。将宁咽茶1包,放入小锅内或瓷缸内,对水半碗,煎煮数沸,即可服汤,日服2包。服药期间,忌食烟、酒、辛辣之品。

【功效主治】 清热养阴,降火利咽。适用于治疗急、慢性咽炎。症见咽喉红肿,吞咽不利,声音嘶哑等症。

【临床应用】 某女,39岁。罹病年余,多次服用喉症丸、清音丸、度米芬含片等,收效甚微。现咽喉干痛,吞咽不利,说话声音嘶哑,时轻时重。检查:咽喉红肿,声带充血,舌面干燥乏津。用宁咽茶煎服,连服30包,诸症消失。

【经验体会】 本方用甘草、桔梗宣通气血,载药上浮;麦冬、青果养阴清肺,生津利咽;怀牛膝活血化瘀,引热下行,撤上炎之火。全方共奏清热降火,养阴生津,润喉利咽之功。无论风热喉痹、乳蛾,或虚火喉痹、乳蛾均可投用。对现代医学的声带肥厚、声带小结、声带息肉等声带疾患,也有较好的疗效。

【方剂出处】《中国现代名医验方荟海》

玄甘汤

【药物组成】 玄参、麦冬、木蝴蝶、罗汉果、甘草各5克。

【制作方法】 每天1剂，沸水泡10分钟后方可饮用，每日3～4次，当茶饮之。

【功效主治】 清咽润肺。适用于治疗慢性咽炎属阴虚肺火者。症见咽喉红痛，喉蛾肿大，咳嗽音嘶，脉细数，舌红，苔薄黄。

【临床应用】 张某，女，32岁。慢性咽炎3年，感冒及说话过多时加重，咽喉干痛不适，声音嘶哑。予上方泡水饮之，1周后咽痛、嘶哑减轻，10天后诸症消失而愈。

【经验体会】 方中玄参、麦冬养阴生津润燥，桔梗、甘草清热解毒利咽。全方共奏养阴生津，润肺除燥，清热解毒，利咽开音之功效。

【方剂出处】《中国现代名医验方荟海》

木蝴蝶花茶

【药物组成】 木蝴蝶3克，麦冬、野菊花、金银花各9克。

【制作方法】 每日1剂，水煎，代茶频频饮用，10天为1个疗程，一般观察2个疗程。

【功效主治】 清热利咽，养阴生津。适用于慢性咽炎，咽痒咳嗽者。

【临床应用】 本方治疗慢性咽炎患者34例，临床治愈21例，好转8例，总有效率为85.3%。

【经验体会】 方中木蝴蝶清热利咽，麦冬养阴生津，野菊花、金银花清热解毒。诸药相伍，共奏清热利咽解毒，养阴生津润燥之功。

【方剂出处】《百病实用单方大全》

麦地饮

【药物组成】 麦冬60克，生地黄30克。

【制作方法】 上药加水适量煎煮，连煎2次，取汁去渣，将2次药汁合并。每日1剂，频服，代茶饮。

【功效主治】 养阴生津。适用于慢性咽炎，咽干明显者。

【经验体会】 本方仅两味药物，但功专剂重，效果明显。方中重用麦冬以养阴润燥，生地黄以清热生津。全方共奏养阴润燥生津，清肺解热利咽之功。

【方剂出处】《单方大全》

柳枝皮饮

【药物组成】 柳枝皮 60 克，白砂糖 120 克。

【制作方法】 将柳树皮外面的青皮刮去，入白糖，加水 1 500 毫升，煎至 500 毫升，滤过去渣，存放过夜后一次服完。忌食辛辣、荤腥之物。

【功效主治】 清热利咽。用于治疗咽喉红肿疼痛，口干口渴，声哑失音，甚则吞咽困难等症。

【方剂出处】《五官科病秘验单方集锦》

一枝黄花茶

【药物组成】 一枝黄花、土牛膝、卤地菊各 15 克，麦冬 9 克，称星树根 2 克。

【制作方法】 每日 1 剂，水煎 2 次，将 2 次药汁混合，频服代茶饮。

【功效主治】 疏风清热，养阴生津。适用于慢性咽炎，咽部灼热疼痛，且伴有大便干、小便黄者。

【临床应用】 本方治疗慢性咽炎急性发作 36 例，治愈 34 例，好转 2 例，全部有效。

【经验体会】 慢性咽炎急性发作，为素有阴虚肺燥，复受风热之袭。故方中一枝黄花、卤地菊祛风清热，解毒消肿；土牛膝、称星树根解毒散瘀，消肿止痛;麦冬养阴润肺,生津润燥。全方合用,标本兼治,令热毒得清,阴虚得养,诸症得消。

【方剂出处】《单方大全》

青果茶

【药物组成】 青果、麦冬各10克,胖大海12克。

【制作方法】 每日1剂,水煎,代茶饮。

【功效主治】 清热利咽,养阴生津。适用于慢性咽炎,咽干口燥者。

【经验体会】 方中青果清热养阴利咽,胖大海清肺开音润燥,麦冬润肺养阴生津。诸药合用,具有清热、生津、润肺、利咽、通便之功效。既能清除咽部炎症,又能解除慢性咽炎的咽干痒、灼热痛,以及大便干燥等症。

【方剂出处】《单方大全》

清热利咽茶

【药物组成】 胖大海3枚,金银花、玄参、生甘草各3克。

【制作方法】 每日1包,加沸水浸泡10分钟后方可用,频频代茶饮。

【功效主治】 清热养阴,解毒利咽。治疗急、慢性咽炎。

【经验体会】 方中胖大海清肺润肠，利咽开音；金银花清热解毒泻火；玄参清热养阴润咽；甘草解毒利咽，调和诸药。全方共奏清热解毒，养阴利咽之功效。

【方剂出处】《中国现代名医验方荟海》

乌梅钩藤饮

【药物组成】 乌梅、钩藤各20克。

【制作方法】 将乌梅、钩藤加水煎煮，取汁去渣，代茶饮，每日数次。

【功效主治】 解痉利咽，酸敛生津。适用于慢性咽炎，咽干口燥者。

【经验体会】 方中乌梅酸甘敛阴，生津止渴；钩藤清热平肝解痉。二药伍用，清热生津，解痉利咽。其服用方便，频服直达患处。

【方剂出处】《五官科病秘验单方集锦》

苦瓜饮

【药物组成】 苦瓜（又名小瓜，俗名马婆蛋）8个，白糖1撮。

【制作方法】 将苦瓜（干鲜皆可）煎煮30分

钟,加入白糖再煎片刻,去苦瓜即可。1次服完,每日3次。

【功效主治】 清热利咽,消肿润喉。用于咽喉肿痛。

【方剂出处】《五官科病秘验单方集锦》

胖银汤

【药物组成】 胖大海3枚,金银花、玄参、穿心莲各3克,薄荷2克。

【制作方法】 将上药放入水杯中,加沸水冲泡10分钟后,代茶频饮,每日多次。

【功效主治】 疏风清热,滋阴利咽。治疗慢性咽炎复感风热而发作者。

【临床应用】 本方治疗慢性咽炎13例,均获效。

【经验体会】 本方用于慢性咽炎以阴虚为主,复感风热而发者。方中以玄参养阴润燥;胖大海清热利咽;金银花、穿心莲、薄荷疏散风热,清热解毒。诸药合用,疏风利咽,养阴润燥,清热解毒,故治疗本病而能奏效。

【方剂出处】《五官科病实用方》

咽喉宝袋泡茶

【药物组成】 乌梅、青果各 2 份，薄荷、绿茶、甘草各 1 份。

【制作方法】 上药共为粗末，按袋泡茶剂半生药型要求制作，每袋 4 克。每次用 1 袋，开水冲泡频服，每日 3 袋。服用 15 天为 1 个疗程，一般用 1～3 个疗程。

【功效主治】 散风热，利咽喉。治疗慢性咽炎属阴虚兼风热而发者。

【临床应用】 本方治疗慢性咽炎 136 例，结果 127 例有效，占 93.4％。

【经验体会】 方中乌梅生津润燥止渴，青果清热利咽开音，薄荷辛凉散风清热，绿茶、甘草清热解毒。因此，用于慢性咽炎属风热外袭，阴虚内燥者效果明显。

【方剂出处】《五官科病秘验单方集锦》

干西瓜皮煎

【药物组成】 干西瓜皮 30 克。

【制作方法】 将干西瓜皮加水适量煎煮，取汁去渣。每日 1 剂，温服，连服数日。

【功效主治】 清热生津止渴。适用于慢性咽炎属阴虚内热咽痛者。

【方剂出处】 民间方。

无花果糖茶

【药物组成】 无花果30克,冰糖适量。

【制作方法】 将无花果清洗后浸20分钟,加水煎煮20分钟,加冰糖稍煮即成。每日多次饮用。

【功效主治】 养阴清热,生津止渴。适用于慢性咽炎属阴虚内热咽痛者。

【方剂出处】 民间方。

芒果茶

【药物组成】 青芒果(带核)100克。

【制作方法】 将青芒果洗净,切块,加水适量,煎煮20分钟,取汁代茶饮。

【功效主治】 养阴清热,利咽生津。适用于慢性咽炎属阴虚内热咽痛者。

【方剂出处】 民间方。

荸荠汁

【药物组成】 鲜荸荠500克。

【制作方法】 将鲜荸荠洗净，去皮，放入榨汁机中，榨取荸荠汁。每次 120 毫升，煮沸放凉后，冷服。

【功效主治】 养阴清热，生津止渴。适用于慢性咽炎属阴虚内热咽痛者。

【方剂出处】《泉州本草》

马蓝根醋汁

【药物组成】 鲜马蓝根 250 克，米醋适量。

【制作方法】 将鲜马蓝根洗净，捣烂后取汁，滴入米醋少许。每日 1 剂，含入口中，慢慢咽下。

【功效主治】 清热解毒利咽。适用于慢性咽炎属阴虚火旺咽痛者。

【方剂出处】《孙松试效方》

马蓝全草汤

【药物组成】 马蓝全草 15～30 克。

【制作方法】 将马蓝全草加水适量煎煮，取汁频服。

【功效主治】 清热解毒利咽。适用于慢性咽炎属热盛咽痛者。

【方剂出处】 民间方。

鲜丝瓜汁

【药物组成】 鲜丝瓜750克。

【制作方法】 将鲜丝瓜榨取汁，频频饮服，每日1剂。

【功效主治】 清热利咽生津。适用于慢性咽炎属阴虚内热咽痛者。

【方剂出处】《家庭食疗手册》

胖梅汤

【药物组成】 胖大海、腌酸梅各3个，冰糖30克。

【制作方法】 将胖大海、腌酸梅、冰糖加水250毫升，煎煮20分钟，取汁去渣，分3次饭后服。

【功效主治】 清热生津，化痰利咽。适用于慢性咽炎属阴虚内热咽痛者。

【方剂出处】《民间便验方荟萃》

白糖芝麻茶

【药物组成】 白芝麻、白砂糖各100克，蜂蜜50克，茶叶15克。

【制作方法】 将茶叶用沸水冲泡5分钟，白芝麻炒黄。然后将茶叶水、白砂糖、蜂蜜一并放入锅中煎熬，待能拉丝时，倒入炒芝麻搅匀，然后扣在抹过油的面板上，压成片，切块食用。

【功效主治】 补阴润燥通便。适用于慢性咽炎属阴血亏虚者。

【方剂出处】《食疗荟萃》

雪梨罗汉果饮

【药物组成】 雪梨1个，罗汉果半个。

【制作方法】 将雪梨洗净，去皮、核，切碎；罗汉果洗净，打碎；一并放入锅内，加水适量煎煮，煮沸30分钟，去渣取汁。每日1剂，分2次服。

【功效主治】 养阴润燥，清热利咽。适用于慢性咽炎属阴虚内热者。

【方剂出处】 民间方。

生梨青果茶

【药物组成】 生梨1个，青果3枚，白糖适量。

【制作方法】 将梨去皮、核，切碎，用白糖浸渍半小时，再加入捣烂的青果，冲入沸水。稍凉后当茶缓慢咽下。

【功效主治】　养阴润燥，清热利咽。适用于慢性咽炎属阴虚内热咽痛者。

【方剂出处】《慢性咽炎治疗偏方》

橄榄茶

【药物组成】　橄榄 2 个，绿茶 3 克。

【制作方法】　将橄榄切成两半，与绿茶同放入杯中，冲入沸水，加盖闷 5 分钟后，代茶频饮。

【功效主治】　清热生津止渴。适用于慢性咽炎属阴虚津伤者。

【方剂出处】　民间方。

蜂蜜茶

【药物组成】　绿茶 3 克，蜂蜜各适量。

【制作方法】　将绿茶用小布袋装好，置杯中，用沸水泡茶，凉后加蜂蜜适量搅匀。每隔半小时用此溶液漱口并咽下，见效后连用 3～7 日。

【功效主治】　滋阴润燥，清热止渴。适用于慢性咽炎属阴虚燥热者。

【方剂出处】　民间方。

双根大海饮

【药物组成】 板蓝根 15 克，山豆根、甘草各 10 克，胖大海 3 个。

【制作方法】 将板蓝根、山豆根、甘草、胖大海共置保温瓶中，用沸水泡闷 20 分钟。代茶饮，每日 1 剂。

【功效主治】 清热解毒利咽。适用于慢性咽炎属肺热咽痛者。

【方剂出处】《慢性咽炎治疗偏方》

猫儿眼叶茶

【药物组成】 猫儿眼叶 30 克。

【制作方法】 将猫儿眼叶晒干，放入杯中，加沸水泡 10 分钟后代茶饮之，每日 3 剂。

【功效主治】 化痰散结，利水消肿。治疗慢性咽炎，症见咽喉肿痛，吞吐不利。

【经验体会】 猫儿眼系中药“泽漆”，具有清热解毒利尿之作用，故可治因风热痰湿之“喉痹”。泽漆泡茶其味清香，男女老幼皆宜，但药力缓和，需长期服药方能根治。

【方剂出处】《五官科病秘验单方集锦》

紫蝶饮

【药物组成】 紫珠、木蝴蝶各 5 克，桔梗、麦冬各 6 克，青果 10 克，金银花 20 克，甘草 3 克。

【制作方法】 每日 1 剂，水煎取汁 200 毫升，代茶饮。服药期间不宜大声喊叫，忌食冰冷、辛辣之品。

【功效主治】 清热解毒，滋阴润喉，利咽开音。适用于治疗慢性咽炎。

【临床应用】 临床治疗 72 例，显效 28 例，有效 38 例，无效 6 例，总有效率 91.7%。

【经验体会】 在临床观察中发现，慢性咽炎的形成与劳累和机体免疫力下降有关。紫蝶饮中的紫珠，经现代药理研究证实，不仅具有较好的抗菌消炎作用，而且通过清除对人体有害的自由基，提高机体免疫力而发挥治疗作用；木蝴蝶有利咽、解毒、润肺、开音的作用，研究还发现它有抗变态反应、抗鼻咽癌、抑制免疫缺陷等作用，对真菌、革兰阳性球菌、阴性球菌均敏感，临床广泛应用于咽喉病变，尤其是慢性咽炎的声嘶、刺激性干咳、恶心等；金银花为清热解毒的要药；麦冬润肺养阴生津；青果清热养阴利咽；甘草利咽解毒。诸药合用，不但能抗菌消炎，增加免疫力，而且有生津、润肺、利咽、抗过敏之功效，使炎症周围循环改善，促进炎症好转，解除慢性咽炎的发痒、灼热、干燥、微痛、干咳、恶心等不适。

【方剂出处】 王彦奎等．紫蝶饮治疗慢性咽炎72例临床观察．河北中医，2004，26(10)：737

二、食疗方

鲜芝麻叶方

【药物组成】 鲜芝麻叶6克。

【制作方法】 取鲜芝麻叶用凉开水洗净，放入口中嚼烂，慢慢吞咽，每日3次。

【功效主治】 清热养阴，生津润燥。适用于慢性咽炎，咽干燥，咽痒者。

【临床应用】 民间有人用于治疗慢性咽炎，轻者2～7天可愈；重者5～6天可愈。

【经验体会】 《本草纲目》云：芝麻叶“祛风解毒，润肠。又治飞丝入咽喉者，嚼之”，故用鲜芝麻叶频频嚼食，而达清热润燥，生津利咽之功。

【方剂出处】 《单方大全》

酸梅汤

【药物组成】 腌酸梅3枚，海带10克，冰糖

30克。

【制作方法】 将上药加水250毫升，熬炖溶化。每日1剂，早、中、晚3次温热服。

【功效主治】 化阴生津，清热化痰。治疗慢性咽炎，属阴虚火炎，痰热上扰者。症见咽干少痰，或痰黏难咳者。

【临床应用】 本方治疗慢性咽炎282例，治疗20～30天，显效182例，好转81例，总有效率为93%。

【经验体会】 方中腌酸梅清热生津，化痰镇咳；海带化痰清热，软坚散结；冰糖清热调中。全方共奏清热生津，化痰散结之功效。

【方剂出处】《五官科病实用方》

松蛋糖油饮

【药物组成】 瓦松、蜂蜜各30克，鸡蛋3枚，芝麻油3克。

【制作方法】 将瓦松加水500毫升，急火煎至300毫升，离火，去渣。对入鸡蛋清、糖、油，搅匀。每日1剂，分早、中、晚3次温热服。

【功效主治】 养阴利咽。治疗急、慢性咽炎。

【临床应用】 本方治疗咽炎200例，结果痊愈138例，好转62例，总有效率为100%。疗程为

5～30 天，平均 11 天。

【经验体会】 方中瓦松清热解毒，利湿消肿；鸡蛋清能清热养阴，蜂蜜、芝麻油能滋阴润燥。全方共奏滋阴润燥，清热利咽，祛湿消肿之功。

【方剂出处】《五官科病实用方》

米醋洋葱汁

【药物组成】 米醋、洋葱各适量。

【制作方法】 将洋葱剥去老皮，洗净，榨汁。每次取洋葱汁 1 份，加入等量煮沸的米醋，调匀后服之。

【功效主治】 清热解毒，生津止渴。适用于慢性咽炎属阴虚咽痹者。

【方剂出处】《慢性咽炎治疗偏方》

香蕉百合方

【药物组成】 香蕉 2 个，百合 15 克，冰糖适量。

【制作方法】 香蕉去皮，加百合、冰糖和水适量，煎 15～30 分钟。饮汤汁，吃香蕉和百合，早晚各 1 次。

【功效主治】 滋阴润燥，清热生津。适用于慢性咽炎属阴虚内热咽痛者。

【方剂出处】《慢性咽炎治疗偏方》

百合绿豆汤

【药物组成】 百合、绿豆、冰糖各25克。

【制作方法】 将百合、绿豆洗净，与冰糖一并放入锅中，加水适量煎煮至熟烂成汤。候温服食，每日2次。

【功效主治】 养肺润燥，清热解毒。适用于慢性咽炎属阴虚火旺咽痛者。

【方剂出处】《百果治百病》

糖腌海带

【药物组成】 海带、白糖各适量。

【制作方法】 将海带洗净，切小段，用沸水烫一下即取出，加白糖腌制3天。每日吃30克。

【功效主治】 清热化痰。适用于慢性咽炎属痰热偏重者。

【方剂出处】 民间方。

冰糖石榴汁

【药物组成】 石榴子肉500克，冰糖适量。

【制作方法】 将石榴子肉榨取汁，加冰糖适量制成糖浆。放入口中含漱后慢慢咽服。

【功效主治】 养阴清热，生津止渴。适用于慢性咽炎属阴虚内热咽痛者。

【方剂出处】《慢性咽炎治疗偏方》

蜂蜜藕汁

【药物组成】 鲜藕、蜂蜜各适量。

【制作方法】 将鲜藕洗净，榨汁，每取藕汁100毫升，加适量蜂蜜调匀，每日服1～2次。

【功效主治】 清热润燥，生津止渴。适用于慢性咽炎属阴虚燥热者。

【方剂出处】《慢性咽炎治疗偏方》

柿藕杏梨糊

【药物组成】 藕1段，红肖梨1个，杏干适量，柿饼250克。

【制作方法】 将藕刮皮、切片，放入锅中，加水煮沸后捞出；将柿饼撒入锅内，煮几沸后离火，闷泡2小时后，把柿饼碾烂；红肖梨洗净，去核，切片，与洗净的杏干、煮熟的藕片，一起放入柿糊中拌匀，即可食用。每次1碗，每日2次。

【功效主治】 养阴清热，化痰止咳。适用于慢性咽炎属阴虚咳痰者。

【方剂出处】《食疗荟萃》

鲜藕绿豆粥

【药物组成】 藕 50 克，绿豆 30 克，粳米 30 克，白糖适量。

【制作方法】 先煮绿豆至沸，放入粳米煮至半熟，再入藕片，煮至熟烂，放白糖调味。每日 1 剂，温服。

【功效主治】 清热解毒，生津润燥。适用于慢性咽炎属阴虚火旺咽痛者。

【方剂出处】《食疗本草》

雪梨白莲粥

【药物组成】 雪梨 3 个，白莲子 3 个，粳米 50 克，白糖适量。

【制作方法】 将梨去皮、核，切成薄片，放入锅内，加水适量煎煮，继入白莲子，煮烂后备用；将米洗净煮粥，然后掺入白莲雪梨糊搅匀，加糖适量，候温食之，每日 1 剂。

【功效主治】 养肺润燥，健脾益气。适用于慢性咽炎属气阴两虚咽痛者。

【方剂出处】《慢性咽炎治疗偏方》

雪梨煮川贝

【药物组成】 雪梨 1 个，川贝母末 2～3 克，冰糖 15 克。

【制作方法】 将雪梨去皮，挖心，装入川贝母末，加入冰糖，一同放入锅内，加水适量，煮至梨熟烂。每日 1～2 次，吃梨饮汤。

【功效主治】 清热生津止渴。适用于慢性咽炎属阴虚内热者。

【方剂出处】《五官科病秘验单方集锦》

百部蜜膏

【药物组成】 百部 500 克，蜂蜜适量。

【制作方法】 将百部加水煎 3 次，取汁浓缩，加蜂蜜收膏。每次 1 匙，凉开水送服。每日 2～3 次。

【功效主治】 清肺化痰，利咽止咳。适用于慢性咽炎属肺阴虚咳嗽有痰者。

【方剂出处】《慢性咽炎治疗偏方》

百合生地粥

【药物组成】 生地黄 30 克，百合、粳米各 50 克。

【制作方法】 先煎生地黄取汁，再入洗净的百合、粳米及适量水，煮至米烂成粥。

【功效主治】 养阴清热，润燥利咽。适用于慢性咽炎属阴虚火旺咽痛者。

【方剂出处】《家庭药膳大全》

经霜老丝瓜汤

【药物组成】 经霜老丝瓜1条，白糖适量。

【制作方法】 将经霜老丝瓜洗净，切取1节约20克，切碎，装入碗内，加水适量，上锅内蒸20分钟，去渣取汁，加白糖1汤匙调匀。趁热慢慢咽下，直至痊愈。

【功效主治】 清热化痰利咽。适用于慢性咽炎属肺热咽痛者。

【方剂出处】 民间方。

无花果炖猪瘦肉

【药物组成】 鲜无花果120克，猪瘦肉120克，精盐、味精各适量。

【制作方法】 将无花果洗净，猪瘦肉切片，一同放入锅中，加水适量炖熟，调味即可。每日1剂，佐餐食。

【功效主治】 滋阴清热利咽。适用于慢性咽炎属阴虚内热咽痛者。

【方剂出处】《慢性咽炎治疗偏方》

麻油鸡蛋汤

【药物组成】 鸡蛋1只,麻油适量。

【制作方法】 将鸡蛋打杯中,加麻油搅匀,冲入沸水约200毫升,趁热缓缓咽下,以清晨空腹为宜。

【功效主治】 清热滋阴润燥。适用于慢性咽炎属阴虚内热者。

【方剂出处】 民间方。

核桃仁方

【药物组成】 核桃10枚。

【制作方法】 将核桃去硬壳,不去衣。分早晚2次吃,15天为1个疗程。

【功效主治】 补肾润燥。适用于慢性咽炎属肾虚咽痛者。

【方剂出处】 民间方。

鸡蛋猪皮冻

【药物组成】 去毛猪皮200克,鸡蛋2个,黄酱 50 克，葱、姜、精盐、五香粉、料酒各适量。

【制作方法】 将猪皮洗净，切碎成条，与黄酱一起放入锅内煮，先用大火将其煮沸，再改为微火煮至猪皮熟烂，之后将鸡蛋打碎倒入，起锅晾凉后，即可切碎食用。

【功效主治】 滋阴润燥清热。适用于慢性咽炎属阴虚内热者。

【方剂出处】《食疗荟萃》

山药腰子泥

【药物组成】 猪腰子 1 对，山药 100 克，蜂蜜、白糖各 50 克。

【制作方法】 将山药洗净，去皮，切碎；猪腰子去外面筋膜，片去中间腰臊，用刀剁成蓉。然后与山药一起放入铝锅内，加蜂蜜、冰糖及水，大火煮沸，改微火焖至山药熟烂，再碾成泥食用。每次 1 汤匙，每日 2 次。

【功效主治】 补肾健脾，益气养阴。适用于慢性咽炎属肾阴虚者。

【方剂出处】《食疗荟萃》

大豆汤

【药物组成】 大豆250克，冰糖适量。

【制作方法】 将大豆洗净，加水1 000毫升，煮至1碗，加冰糖适量溶化。每日1剂，冷服。

【功效主治】 宽中下气，利大便，消肿毒，利咽开音。适用于治疗慢性咽炎，声音嘶哑，大便秘结。

【方剂出处】 民间方。

萝卜汁

【药物组成】 鲜青萝卜500克。

【制作方法】 将青萝卜洗净，切块，榨汁服；或煮食饮汤。

【功效主治】 润喉化痰，清热抗菌。适用于治疗慢性咽炎。

【方剂出处】 民间方。

蜂蜜萝卜汁

【药物组成】 鲜白萝卜适量，蜂蜜30克。

【制作方法】 将萝卜洗净，切碎，用清洁纱布绞汁，每次取30毫升，加入蜂蜜，再用温开水适量调匀。温服，每日3次。

【功效主治】 润喉化痰，消食解毒散瘀，补虚润肺，抗菌消炎。适用于治疗慢性咽炎。

【方剂出处】 民间方。

萝卜橄榄白糖饮

【药物组成】 青橄榄 10 枚，鲜萝卜 250 克，白糖适量。

【制作方法】 将青橄榄切成片，鲜萝卜切成丝。先将青橄榄片加水煎煮约 15 分钟，趁沸加萝卜丝，待沸后 15 分钟，取汤加白糖调味。温服，每日 1 剂。

【功效主治】 清肺利咽，生津解毒。适用于慢性咽炎属肺热津伤者。

【方剂出处】《慢性咽炎治疗偏方》

青萝卜鸭汤

【药物组成】 鲜青萝卜 600 克，瘦鸭 1 只(约 2 500 克)，陈皮 5 克，姜末 3 克，精盐、味精各适量。

【制作方法】 将青萝卜洗净，切块；瘦鸭宰杀去毛及内脏，洗净，切小块。一同放入锅中，加水适量，共煮熟后加作料调味。佐餐食。

【功效主治】 滋阴清热，润燥生津，利咽止渴，顺气化痰。适用于慢性咽炎属阴虚内热咽痛者。

【方剂出处】 民间方。

青龙白虎汤

【药物组成】 鲜青果30克，鲜萝卜60克。

【制作方法】 将青果切两瓣，鲜萝卜切片，一同放入锅中，加水适量，共煮20分钟，取汁频饮。

【功效主治】 滋阴清热润燥，顺气利咽化痰。适用于慢性咽炎属阴虚火旺咽痛者。

【方剂出处】《王氏医案》

银耳鸡蛋羹

【药物组成】 银耳15克，鸡蛋2个，冰糖适量。

【制作方法】 将银耳泡发，鸡蛋打入碗中。将鸡蛋打成汤，加适量水，与银耳同煮成羹，加冰糖调味。温服，每日1剂。

【功效主治】 补虚养胃，滋阴清火。适用于慢性咽炎属阴虚咽干，声音嘶哑者。

【方剂出处】《慢性咽炎治疗偏方》

杏仁雪梨汤

【药物组成】 杏仁10克,雪梨1个,冰糖30克。

【制作方法】 将雪梨去皮切块,与杏仁、冰糖共置碗中,加适量水放锅内隔水蒸30分钟,或炖1小时。食梨饮汤,每日1次。

【功效主治】 滋阴清热,生津止渴,宣肺止咳。适用于慢性咽炎属阴虚肺热咽痛、咳嗽者。

【方剂出处】 《慢性咽炎治疗偏方》

鱼腥草炖猪肺汤

【药物组成】 鲜鱼腥草30克,猪肺200克,大枣5个,精盐、味精各适量。

【制作方法】 先将猪肺用清水反复灌洗干净,切成小块,再用清水漂洗干净;鲜鱼腥草洗净,切段;大枣去核,洗净。把猪肺、大枣一并放锅内,加适量水,用大火煮沸后,去浮沫,再小火慢煮1小时,然后下鱼腥草,再煮10分钟,加精盐、味精调味。吃猪肺饮汤,每日1剂。

【功效主治】 清热解毒,利肺止咳。适用于慢性咽炎属肺热壅盛者。

【方剂出处】 民间方。

芹菜蜜膏

【药物组成】 芹菜、蜂蜜各250克。

【制作方法】 将芹菜捣烂取汁，与蜂蜜调和，煎熬成膏。每次服5毫升，每日数次。

【功效主治】 清热利咽，生津润燥。适用于慢性咽炎，咽干口燥者。

【经验体会】 方中芹菜汁清热解毒、生津止渴，蜂蜜补中润燥、解毒止痛。二药调和，煎熬成膏，清热润燥，攻补兼施。既服用方便适口，又能持久作用于患处，老少皆宜。

【方剂出处】 《食疗大全》

三、中药内服方

加减利咽汤

【药物组成】 玄参、麦冬、野菊花各9克，胖大海、生甘草各6克。

【制作方法】 每日1剂，将上药用沸水冲泡10分钟后频频饮用。

【功效主治】 滋阴利咽。治疗慢性咽炎，证见咽干口燥，黏膜暗红，咽后壁淋巴滤泡增生者。

【临床应用】　本方治疗慢性咽炎 34 例，显效 11 例，好转 21 例，无效 2 例，总有效率为 94.1%。

【经验体会】　方中玄参、麦冬滋阴清热润燥，野菊花、生甘草、胖大海清热利咽解毒。全方共奏滋阴清热，润燥利咽，清热解毒之功效。

【方剂出处】　《五官科病实用方》

养阴利咽汤

【药物组成】　白芍、川百合、天花粉、南沙参、北沙参各 10 克，白桔梗、嫩射干各 5 克，生甘草 3 克。

【随证加减】　咽喉无痰而音哑者，加木蝴蝶、凤凰衣、藏青果以润肺开音；头晕目眩者，加绿豆衣、嫩钩藤、杭菊花以平肝益阴；两目布满红丝者，加牡丹皮、杭菊花以凉肝明目；胸闷者，加广郁金、枳壳、野蔷薇花以理气解郁开胸；痰黏喉头者，加川贝母粉、地枯萝以清化痰热；咽部嫩红、赤脉纹粗面色红者，加牡丹皮、赤芍以清热凉血；咽底壁结节色淡而肥厚者，加生薏苡仁、茯苓、泽泻等淡渗利湿；对慢性咽炎(阴虚喉痹)恢复期患者，常用珠儿参、白桔梗、生甘草、射干等药适量，用沸水冲泡，代茶常饮，以巩固疗效。

【制作方法】 上药加水适量煎煮，连煎 2 次，取汁去渣，将 2 次药汁合并。每日 1 剂，分 2～3 次温服。

【功效主治】 养阴清肺，生津润燥。主治慢性咽炎，证见咽干微痛，瘙痒干咳，痰少而黏，有异物感，伴唇红颊赤，烦热盗汗，口渴引饮，舌红少苔乏津，脉细数。

【经验体会】 本方为张赞臣老中医所创。张氏认为：咽喉为肺胃之门户，肺胃阴虚，是其主要病机。故方中选用滋养肺胃阴液的南北沙参、川百合、天花粉等为本病的主药，并佐用白芍酸甘敛阴，桔梗清热利咽，故治疗阴虚喉痹效果较好。另外，张氏认为本病易于复发，常由疲劳、感冒而引起，因此必须注意劳逸结合，避免过食辛辣，加强身体锻炼，提高机体抵抗力。

【方剂出处】《现代难治病中医治疗学》

养金汤

【药物组成】 沙参、麦冬、天花粉各 10 克，石斛、百合各 12 克，阿胶（烊化）9 克，柿霜 6 克，蜂蜜（冲服）15 毫升。

【随证加减】 热甚加地骨皮、牡丹皮、龙利叶,阴虚甚加生地黄、玄参,声嘶哑加木蝴蝶、诃子,痰难咳出加川贝母、桔梗。

【制作方法】 上药加水适量煎煮,连煎2次,取汁去渣,将2次药汁合并。每日1剂,分2～3次温服。

【功效主治】 益肺生津。主治慢性咽炎,证见咽干燥,饮不能解,灼热疼痛,多言愈甚,声嘶,黏痰难咳。

【经验体会】 本方为沙参麦冬汤化裁而来,方中沙参、麦冬、石斛养肺胃之阴;花粉、百合、阿胶、蜂蜜润燥生津;佐用柿霜化痰利咽。全方共奏养阴润燥,益肺生津,化痰利咽。

【方剂出处】《实用中医外科学》

养阴清肺汤

【药物组成】 生地黄、玄参、麦冬各10克,川贝母、白芍各6克,薄荷(后下)、甘草各3克。

【随证加减】 热甚加金银花、黄芩、牡丹皮,咳嗽加百部、紫菀、桔梗,咽痒声嘶加蝉蜕、木蝴蝶、青果。

【制作方法】 上药加水适量煎煮,连煎2次,取汁去渣,将2次药汁合并。每日1剂,分2～3次温服。

【功效主治】 养阴清肺，解毒利咽。主治慢性咽炎属肺阴亏虚者。

【临床应用】 本方加减治疗慢性咽炎 50 例，经 1 个月的治疗，总有效率为 94%。

【经验体会】 本方原为治疗白喉而设，临床以其为主加减治疗慢性咽炎而取得较好的效果，其病机正切本方方义。方中生地黄、麦冬、玄参滋阴润燥，清热利咽；白芍敛阴缓急，甘草清热解毒利咽，薄荷疏风解热利咽。全方共奏清热生津，滋阴养肺，利咽解毒之功。

【方剂出处】《重楼玉钥》

少阴甘桔汤

【药物组成】 桔梗 6 克，陈皮、甘草、川芎、黄芩、柴胡、玄参各 3 克，升麻、羌活各 2 克。

【制作方法】 上药加水适量煎煮，连煎 2 次，取汁去渣，将 2 次药汁合并。每日 1 剂，分 2～3 次温服。

【功效主治】 养阴清热，凉血利咽。治疗肾虚而虚火灼咽喉，经脉气血不畅乃至喉痹，症见咽痛，手足心热，头晕，脉细数。

【经验体会】 方中桔梗、甘草为《金匮》治疗慢喉痹之名方，功于清热利咽；玄参清热利咽，滋阴润燥；柴胡、黄芩、升麻清热解毒，和解少阳；羌活祛风除湿，；陈皮燥湿化痰。诸药伍用，养阴润燥，清热化痰，利咽解毒。故能使喉痹获愈。

【方剂出处】《外科正宗》

增液汤

【药物组成】 玄参 30 克，麦冬、生地黄各 24 克。

【随证加减】 咽痛灼热甚者，加山豆根 30 克，浙贝母、射干、桔梗各 15 克，甘草 10 克。

【制作方法】 上药加水适量煎煮，连煎 2 次，取汁去渣，将 2 次药汁合并。每日 1 剂，分 2～3 次温服。

【功效主治】 增液润燥利咽。治疗慢性咽炎属肺胃阴虚，咽干微痛，喉中黏痰不易咳出，大便干燥者。

【临床应用】 有报道，本方加山豆根、浙贝母、桔梗、射干、甘草，治疗阴虚火旺型慢性咽炎 32 例，均达临床治愈。

【经验体会】 方中选玄参为主药，滋阴增液，降火消炎；生地黄养阴清热凉血；麦冬补肺滋阴润燥。全方共达增液润燥，清热滋阴之功。加入山豆根、桔梗、射干、浙贝母、甘草以增利咽消炎，清热化痰的作用。

【方剂出处】《温病条辨》

玄参治咽汤

【药物组成】 玄参 12 克，生地黄 18 克，沙参、玉竹各 10 克，四叶参 30 克。

【随证加减】 咽痒甚者加蝉蜕，咽痛甚者加射干、青果，声嘶哑加木蝴蝶、诃子，咳嗽者加川贝母、百部、桔梗、甘草。

【制作方法】 上药加水适量煎煮，连煎 2 次，取汁去渣，将 2 次药汁合并。每日 1 剂，分 2～3 次温服。

【功效主治】 养肺滋阴，清热利咽。用于治疗慢性咽炎，属阴虚火旺所致咽干痒痛，声音嘶哑者。

【临床应用】 临床治疗慢性咽炎 60 例，显效 19 例，好转 25 例，有效 12 例，无效 4 例，总有效率为 93.3％。

【经验体会】 方中玄参滋阴增液清热，生地黄清热养阴凉血，沙参、玉竹养肺胃之阴而生津润燥，四叶参为桔梗科植物四叶参的干燥块根，具有润肺生津，滋养血气，改善血液循环的作用。

【方剂出处】《中药临床应用》

甘露饮

【药物组成】　枇杷叶、熟地黄、天冬、枳壳、茵陈、生地黄、麦冬、石斛、炙甘草、黄芩各等份。

【制作方法】　上药为末，每次用 6 克，加水 150 毫升，煎至 100 毫升，去渣，温热服，每日 2 次，小儿减半。

【功效主治】　养阴清热，行气利湿。治疗慢性咽炎属肺胃阴虚，兼夹湿热者。症见咽干不欲饮水，干咳少痰，胃脘嘈杂，小便色黄等症。

【临床应用】　有报道，本方治疗慢性咽炎证属阴虚火炎者 41 例，结果显效 4 例，好转 34 例，无效 3 例，总有效率为 92.7%。

【经验体会】　方中生地黄、熟地黄、天冬、麦冬、石斛滋阴润燥，清热生津，枇杷叶清热利肺化痰，黄芩、茵陈清热利湿化浊，枳壳行气宽中，甘草解毒利咽，调和诸药。全方共奏养阴清热，利肺化痰，行气化湿之功。

【方剂出处】《和剂局方》卷六。

柿霜丸

【药物组成】　柿霜、硼砂、天冬、麦冬各 6 克，玄参3克,乌梅肉1.5克。

【制作方法】 上药研末,炼蜜为丸,每丸重3克。用时取1丸,噙含咽津,每日3～5次。

【功效主治】 养阴清热利咽。治疗慢性咽炎日久,咽喉干燥疼痛者。

【经验体会】 方中天冬、麦冬、玄参滋阴润肺清热,柿霜清上焦之虚热,乌梅生津利咽,硼砂消炎生肌祛腐。蜜丸含咽,直达病所,故治疗慢性咽炎证属阴虚火旺者效果显著。

【方剂出处】 《杂病源流犀烛》卷二十四。

甘桔玄射汤

【药物组成】 甘草、桔梗各10克,玄参、射干各15克。

【随证加减】 咽干痛者加麦冬、青果,声音嘶哑加木蝴蝶、蝉蜕,灼热甚加金银花、山豆根、龙利叶。

【制作方法】 上药加水适量煎煮,连煎2次,取汁去渣,将2次药汁合并。每日1剂,分2～3次温服。

【功效主治】 养阴清热,利咽开音。治疗慢性咽炎,属阴液不足,虚火上炎者。症见咽喉干燥,声音嘶哑等。

【临床应用】 治疗慢性咽炎44例，治愈10例，显效13例，好转19例，无效2例，总有效率为95.5%。

【经验体会】 本方为桔梗汤加味而成。方中桔梗宣肺利咽，甘草清热解毒，玄参滋阴清热，射干清肺利咽。全方共奏清热利咽，养阴润肺之功。

【方剂出处】《四圣悬枢》卷三。

利咽散

【药物组成】 山豆根、桔梗、甘草、玄参、绿豆各等份。

【制作方法】 上药共研散剂，10克为1小包。每次取1包，水煎或沸水冲服，每日2次。

【功效主治】 清热养阴，解毒利咽。治疗慢性咽炎属阴虚火炎者，或急性咽炎余热未清，阴液损伤。症见咽痛，口渴不欲饮。

【经验体会】 方中山豆根清热解毒利咽，桔梗清热化痰利咽，甘草、绿豆清热利咽解毒，玄参养阴润燥利咽。全方共奏养阴清热，解毒利咽之功效。

【方剂出处】《疡医大全》

玄麦散

【药物组成】 玄参、麦冬、牛蒡子、桔梗、荆芥各10克，紫花地丁、甘草各5克，

【制作方法】 上方除荆芥外，各取半量，压成粉。其余药物加荆芥煎煮成汤剂，浓缩至适量，加入药粉及适量淀粉，进行搅拌，最后做成颗粒，再在常温下干燥，分装为每袋6克重。每日2次，每次1袋，温开水冲服。

【功效主治】 滋阴清热，利咽消肿。治疗慢性咽炎，属阴虚火炎者。症见咽喉发干疼痛。

【临床应用】 有报道，本方治疗慢性咽炎250例，好转215例，无效35例，总有效率为86%。

【经验体会】 方中玄参、麦冬滋阴润燥清热；桔梗、牛蒡子、甘草清热解毒，利咽化痰；紫花地丁清热解毒；荆芥辛散引经入肺，以增开音利肺之功。

【方剂出处】《五官科病实用方》

紫菀汤

【药物组成】 紫菀、川贝母、知母、桔梗、甘草、沙参、阿胶、茯苓各10克，五味子5克。

【随证加减】 咽喉红肿疼痛去五味子、阿胶，加金银花、牛蒡子、山豆根、射干；咳嗽明显加炙枇杷叶、百部，咽痒加蝉蜕，咽干加青果、麦冬、玄参，异物感明显加半夏、厚朴，易感冒加黄芪。

【制作方法】 上药加水适量煎煮，连煎2次，取汁去渣，将2次药汁合并。每日1剂，分2～3次温服。

【功效主治】 养阴补肺，化痰止咳。治疗慢性咽炎属肺阴不足者，症见咽干微痛，久咳不止，痰中带血。

【临床应用】 有报道，以本方为主加减治疗慢性咽炎（肺阴不足型）36例，显效27例，好转6例，无效3例，总有效率为91.7%。

【经验体会】 方中紫菀、川贝母化痰止咳，桔梗、甘草清热利咽，沙参、阿胶养阴补肺，五味子敛肺止嗽。全方共奏清热利咽，养阴补肺，化痰止咳之功效。

【方剂出处】《证治准绳》

加减麦冬汤

【药物组成】 麦冬30克，半夏、玄参各15克，桔梗、甘草各10克。

【随证加减】 咽有异物感加厚朴、苏梗、柴胡，咽痒、咳嗽加炙枇杷叶、百部、蝉蜕，咽痛加牛蒡子、射干、薄荷（后下）。

【制作方法】 上药加水适量煎煮，连煎 2 次，取汁去渣，将 2 次药汁合并。每日 1 剂，分 2～3 次温服。

【功效主治】 养阴肺胃，化痰降逆。适用于慢性咽炎，症见咽喉梗阻，咳痰不爽，咳之不出，咽之不下，脉弦细。

【临床应用】 张某，女，34 岁，于 2003 年 10 月 21 日就诊。主诉：咽干不适，如物梗塞 2 个月，如黏痰附着，咳之不出，咽之不下，伴胸闷不舒。曾做喉镜及 X 光食管吞钡检查，均无异常发现而求治中医。诊见：咽稍充血，咽喉壁淋巴滤泡增生，扁桃体不大，舌红苔薄，脉弦细。西医诊断：慢性咽炎，中医诊断：梅核气。治宜滋阴化痰，理气降逆。选上方加厚朴 15 克，苏梗、柴胡、香附、薄荷（后下）各 10 克。结果服药 14 剂，症状明显减轻，继服 30 剂而愈。经随访未曾复发。

【经验体会】 方中麦冬、玄参养阴润肺，苏梗、半夏、厚朴化痰降逆，桔梗、甘草利咽化痰，香附行气解郁，薄荷解郁利咽。全方共奏养阴润肺，行气降逆，化痰利咽之功效。

【方剂出处】《中医历代名方集成》

玄参川贝平肺散

【药物组成】 川贝母、杏仁、知母各10克，百合24克，天冬、麦冬、玄参各12克，生石膏(先煎)18克，孩儿参、薄荷各6克，甘草3克，牛黄(冲服)0.6克。

【随证加减】 咽干口燥重者加天花粉、生地黄，心烦不寐者加栀子、黄连、朱砂(冲服)。

【制作方法】 上药加水适量煎煮，连煎2次，取汁去渣，将2次药汁合并。每日1剂，分2～3次温服。

【功效主治】 滋阴降火，化痰利咽。用于治疗慢性咽炎，症见咽喉干燥，如有物梗阻，咽之不下，咳之不出，黏于咽壁，午后加重，舌质红，苔微黄腻，脉弦数。

【临床应用】 陆某，男，34岁，于1976年3月5日初诊。患者去年以来，自觉咽喉有一肿物堵塞，咽之不下，咳之不出。咽喉干痛，进食艰难，自疑肿瘤，心烦不安。前医给服半夏厚朴汤，始终未效。诸证日益严重，咽干口燥尤甚，每日饮水八磅，如杯水车薪。手足心热，低热盗汗，溲黄便结。视其咽部，充血明显。舌质红，苔微黄稍腻，脉弦略数。诊断：慢性咽炎，证属肺阴不足，虚火上炎，炼津成痰，黏贴咽喉。先用清咽滋肺汤加减治疗，服药8剂，症状未减，每至午后加重。前法不效，改从痰、气、火论治，方用川贝平肺散加减，服药4剂，病势大有好转。效不更法，原方加减继服12剂而愈。

【经验体会】 本证属忧思过甚，气机不畅，郁而化火，炼津成痰，以致火、气、痰互结咽喉而致，症如异物梗塞、吞咽困难、干燥烦渴。故治当针对火、气、痰同时并治，不是单纯滋阴降火所能奏效。玄参川贝平肺散具有滋阴降火，理气化痰，利咽散结之功效，正切病机，故收效甚捷。

【方剂出处】《疑难病证中医治验》

二根玄麦甘桔汤

【药物组成】 山豆根、麦冬、桔梗、甘草各10克，板蓝根30克，玄参12克。

【随证加减】 如咽部红肿痛较甚，属急性期者，加鱼腥草30克，金银花15克，牡丹皮6克，以加重清热解毒、凉血消肿之力；咳嗽甚者，加川贝母10克，以润肺化痰止咳。如服药期间出现呕吐、心悸、手足麻木，可减轻山豆根用量或停用。

【制作方法】 上药加水适量煎煮，连煎2次，取汁去渣，将2次药汁合并。每日1剂，分2～3

次温服。

【功效主治】 清热利咽，滋阴降火。治疗急、慢性咽喉炎。

【临床应用】 刘某，男，30 岁。患者咽痛常作，近 1 个月发作频繁，经某医院诊断为慢性咽炎。自觉咽中有物，咳之不出，咽之不下，咳出黏痰量少，有时干咳，咽部微痛，声嗄，舌苔薄黄少津，脉平。检查：咽红，有淋巴滤泡增生。予以二根玄麦甘桔汤加川贝母 10 克，服 4 剂后，咽干、咽痛及咳嗽明显减轻，咽中异物感未消失，继服此方近 2 个月，症状消除。

【经验体会】 方中甘草缓急泻热，而和阴阳；桔梗开结利咽，二药组成甘桔汤，是治疗客热循经上逆所致咽痛之良方；玄参滋阴降火，清热利咽；麦冬养阴生津润咽；山豆根、板蓝根解毒清热，消肿利咽。诸药配伍，共奏清热养阴利咽之效。服药期间忌食辛辣炙烤及冰冻、刺激食物，戒除烟酒。

【方剂出处】《中国现代名医验方荟萃》

祛风清咽汤

【药物组成】 桑叶、菊花、芦根、甘草、阿胶（烊化）各 10 克，生石膏 20 克，麦冬 30 克，玄参、太子参、牛蒡子各 15 克。

【制作方法】 上药加水适量煎煮，连煎2次，取汁去渣，将2次药汁合并。每日1剂，分2～3次温服。

【功效主治】 祛风清热，滋阴润燥。症见咽干咽痛，渴不多饮，咽部充血，舌红苔少等。

【临床应用】 本方治疗慢性咽炎24例，结果治愈14例，有效8例，无效2例，总有效率为91.7%。

【经验体会】 慢性咽炎是由于肺胃阴虚，虚火上炎，复感风热而发作或加重，因此自拟祛风清咽汤，方中以桑菊饮加减祛风清热，加麦冬、玄参、太子参、阿胶滋阴养血润燥。诸药合用，而令风热清，虚火降，咽痛诸症得消。

【方剂出处】 张民庆等．五官科病实用方．南京:江苏科学技术出版社．1993,422

加味增液汤

【药物组成】 金银花、桔梗、木蝴蝶各3克，甘草、生地黄、麦冬、玄参各5克。

【制作方法】 沸水冲泡10分钟后，代茶频频咽下。7天为1个疗程，连服3～5个疗程。

【功效主治】 滋阴增液润燥，清热利咽散结。治疗慢性咽炎，症见咽部干燥，灼热微痛，发痒，异物感，干咳等。

【临床应用】 本方治疗慢性咽炎 44 例，治愈 34 例，好转 6 例，无效 4 例，治愈率 77.2%，总有效率为 90.9%。慢性单纯性咽炎 32 例，治愈 30 例，好转 2 例，总有效率为 100%；慢性肥厚性咽炎 12 例，治愈 4 例，好转 4 例，无效 4 例，总有效率为 66.7%。

患者女，37 岁，教师。2003 年 9 月 16 日就诊。主诉：咽干咽痒反复发作 5 年余，曾服用中西药物治疗无好转。现感觉咽干微痛、发痒、干咳、恶心、咽部异物感，喜做吭咳动作，每逢食辛辣、讲课过久而上症加剧。检查：咽部黏膜弥漫性充血增厚，咽后壁淋巴滤泡增生、红肿，舌边尖红，苔薄黄，脉细数。中医诊断：虚火喉痹。西医诊断：慢性肥厚性咽炎。治疗以加味增液汤沸水冲泡代茶频服，连服 3 个疗程后，咽干痛减轻，咽部异物感消失，无咽痒干咳，继以加味增液汤服用 2 个疗程，咽部症状消失，黏膜无充血，咽后壁淋巴滤泡消失，随访 2 年未复发。

【经验体会】 慢性咽炎属中医肺、肾亏虚，津液不足，虚火上炎，循经上蒸，熏蒸咽喉。而以肺、肾阴虚，津液不足为根本。本方用生地黄、麦冬、玄参 3 药配伍，功能增液润燥。其中玄参苦寒，养阴生津，启肾水以滋肺燥，麦冬甘寒增液润燥，生地黄甘寒养阴润燥，木蝴蝶苦甘凉清肺利咽，金银花甘苦寒清热解毒，桔梗辛开散结，甘草清热解毒，此后两味又为张仲景之“桔梗汤”。诸药配伍，共奏增液润燥，清热利咽散结之功。在服药期间，应少食辛辣刺激食物，避免过度发音讲话，多食富有清润作用的食物，如萝卜、荸荠等。

【方剂出处】 方向前等．加味增液汤治疗慢性咽炎44例．淮海医药，2007，25(4)：347

加味银翘马勃汤

【药物组成】 金银花、大青叶、板蓝根各30克，连翘、麦冬各15克，马勃、牛蒡子、射干各10克，玄参20克，天冬、女贞子各12克，甘草5克。

【随证加减】 若痰气郁结者，去天冬、麦冬、女贞子，加半夏、厚朴、苏梗、瓜蒌仁、香附。

【制作方法】 上药加水适量煎煮，连煎2次，取汁去渣，将2次药汁合并。每日1剂，分2～3次温服。10天为1个疗程，连服1～2个疗程。

【功效主治】 清热解毒，清肺利咽，滋阴生津，补益肝肾。治疗慢性咽炎(虚火喉痹)。

【临床应用】 治疗本病260例，治愈216例，有效36例，无效8例，总有效率为96.9%。

【经验体会】 慢性咽炎中医称虚火喉痹，多为肺阴虚损和肝肾亏虚，虚火上炎于咽喉，多采用清肺利咽，补益肝肾，滋阴降火的治疗原则。故以加味银翘马勃汤治疗，方中金银花、连翘、马勃、射干、牛蒡子、大青叶、板蓝根清热解毒利咽，玄参、麦冬、天冬滋阴生津润喉，女贞子补益肝肾。诸药合用，标本兼顾，共奏清热解毒，清肺利咽，补益肝肾之效。通治肺阴虚损和肝肾亏虚型慢性咽炎。而于痰气郁结者，上方去天冬、麦冬、女贞子，以减滋腻之性，加半夏、厚朴、香附、瓜蒌仁、海浮石，以增理气化痰，疏肝健脾之功。

【方剂出处】 郝秀云．加味银翘马勃汤治疗慢性咽炎 260 例临床研究．安徽中医临床杂志，2004，12(1)：54

滋阴利咽汤

【药物组成】 玄参、麦冬、白僵蚕各 15 克，牡丹皮、赤芍各 12 克，桔梗、射干、薄荷(后下)各 10 克，黄芩、甘草各 6 克。

【随证加减】 偏痰热者，加瓜蒌、黄芩各 15 克，法半夏 12 克；偏气虚者，加党参 15 克，黄芪 30 克；病久声嘶者，加诃子 10 克，蝉蜕 6 克。

【制作方法】 上药加水适量煎煮，连煎 2 次，取汁去渣,将2次药汁合并。每日1剂,分2～3次温服。

【功效主治】 滋阴清热,利咽止痛。治疗慢性咽炎。

【临床应用】 临床治疗65例,痊愈31(48%)例,显效23例(35%),有效8例(12%),无效3例(5%),总有效率为95%。

【经验体会】 慢性咽炎中医称为"慢喉痹",多因肺(肾)阴虚,虚火上炎所致。治疗上,笔者采用养阴清热、解毒止痛的滋阴利咽汤加味。方中玄参清热解毒,养阴利咽;麦冬润肺养阴,养胃生津,清心除烦;桔梗开宣肺气,祛痰排脓;白僵蚕咸平入肺,解毒散结;牡丹皮与赤芍,味苦微寒,清热凉血,活血祛瘀止痛;射干清热解毒,利咽祛痰;薄荷辛凉疏散风热且利咽喉;黄芩清热泻火解毒;生甘草清火解毒,调和诸药。全方共奏养阴利咽止痛之效。

【方剂出处】 谢坚等．滋阴利咽汤治疗慢性咽炎65例．现代中西医结合杂志,2004,13(9):1162

甘桔玄麦汤

【药物组成】 生甘草、桔梗、生地黄、玄参、麦冬各15克。

【随证加减】 咽部红肿、疼痛加剧者，加金银花15克，连翘10克，青黛6克；伴咳嗽痰黏者，加浙贝母20克，杏仁15克。

【制作方法】 上药加水适量煎煮，连煎2次，取汁去渣，将2次药汁合并。每日1剂，分2～3次温服。10天为1个疗程。

【功效主治】 清热生津，宣肺利咽。治疗慢性咽炎。

【临床应用】 临床治疗71例，痊愈29例，占40.8％；有效40例，占56.3％；无效2例，占2.8％；总有效率为97.2％。

【经验体会】 慢性咽炎的中医辨证多属肺肾阴虚，津液不足，虚火上炎，循经上蒸，熏蒸咽喉，余邪未消所致。治疗宜清热利咽，滋肾生津。甘桔玄麦汤中桔梗与甘草同行，为舟楫之剂，宣肺利咽，清热化痰；玄参生津养阴；麦冬养阴润肺，加青黛清热解毒。故本方采用清热利咽、滋肾生津法治疗慢性咽炎，在临床应用中能使顽固性咽疾得愈。

【方剂出处】 杜士梅．甘桔玄麦汤治疗慢性咽炎71例．光明中医，2004，19(5)：31

玄麦利咽汤

【药物组成】 玄参、麦冬各 15 克，玉竹、牡丹皮、荆芥、防风、桔梗、白僵蚕、天花粉、薄荷（后下）、黄芩、连翘、怀牛膝各 10 克，甘草 6 克。

【随证加减】 咽干甚者，加石斛、生地黄；发痒明显者，加蝉蜕；灼热、疼痛明显者，加金银花、牛蒡子；咳嗽剧烈者，加前胡、紫菀；伴乏力，易感冒，咽部黏膜轻度充血、色暗，少许淋巴滤泡增生者，加党参、黄芪；兼有瘀血，反复发作，咽部异物感明显，咽部黏膜充血呈暗红色，淋巴滤泡增生明显者，加丹参、蚤休。

【制作方法】 每日 1 剂，水煎 3 次，合汁 600 毫升，当茶频频饮服，缓缓下咽。

【功效主治】 养阴润肺，解毒利咽。治疗慢性咽炎。

【临床应用】 临床治疗 42 例，治愈 15 例，显效 10 例，有效 14 例，无效 3 例，总有效率为 92.9%。

【经验体会】 慢性喉痹的发生与反复急性喉痹发作，皆与平素喜吃辛辣香燥之品及饮酒、吸烟有关，使燥邪内生，燥邪易伤肺阴，加之素体虚弱，正气不足，机体抵抗力下降，导致肺阴虚，津液不足，虚火内生，上炎于咽喉，使其失去清润肃降之机，咽喉失去津液的滋养，在临床上产生一系列症状，其病位在咽，与肺有密切关系。故拟玄麦利咽汤治疗该病，以养阴润肺，解毒利咽为治则。方中玄参养阴清热，解毒利咽，软坚散结；麦冬、玉竹养阴润肺；荆芥、防风、薄荷疏风散邪；桔梗能升提肺气，清利咽喉；白僵蚕利咽止咳化痰；黄芩清热解毒；牡丹皮清热凉血；天花粉清热生津止渴；连翘解毒散结；怀牛膝活血利咽；甘草调和诸药，利咽止咳。诸药合用，对慢性咽炎阴虚肺燥证有显著效果。

【方剂出处】 吴云华等．玄麦利咽汤治疗慢性咽炎42例分析．实用中医内科杂志，2005，19(2)：145

滋阴利咽散结汤

【药物组成】 玄参、桑白皮各12克，麦冬、浙贝母、丹参各10克，沙参、金银花各15克，桔梗、蝉蜕、诃子、生甘草、杏仁、陈皮各6克，生黄芪20克。

【随证加减】 伴咳甚痰多者，加瓜蒌皮12克，马勃6克；咽痒者，加炙枇杷叶12克；咽痛明显者，加黄芩10克，牛蒡子15克。

【制作方法】 上药加水适量煎煮，连煎2次，取汁去渣，将2次药汁合并。每日1剂，分2～3次温服。

【功效主治】 滋阴生津降火，益气活血散结。用于治疗慢性咽炎。

【临床应用】 临床治疗80例，临床治愈27例，显效34例，有效17例，无效2例，总有效率为97.5％。

【经验体会】 本病多因脏腑虚损，虚火上炎，循经上蒸，熏蒸咽喉所致。本方用沙参、玄参、麦冬滋阴清热生津，黄芪补益脾肺之气，气阴双补以养咽；丹参活血凉血，使养阴之品补而不腻；金银花、浙贝母、杏仁清热散结，泻火解毒；桔梗辛散苦降，开宣肺气而利咽喉，能使呼吸道黏膜分泌亢进，减轻黏膜干燥；诃子能敛肺清火，利咽开音；蝉蜕有祛风之功，能宣肺利咽，可使咽部梗阻、紧缩感缓解；陈皮、桑白皮能散胸咽之痰，理气开结而利咽；甘草味甘解毒，能清火、祛咽痛，调和诸药。诸药合用，共奏滋阴生津降火，益气活血散结之功，使咽部干燥得除，痒止痛去，异物感、胀紧感消失而获良效。

【方剂出处】 姚海清等．滋阴清热利咽散结汤治疗慢性咽炎80例．浙江中医学院学报，

2005,29(5):32

百生汤

【药物组成】 百合、生地黄、熟地黄、玄参、麦冬、桑白皮各10克,柿霜6克,川贝母粉(冲服)、甘草各3克。

【制作方法】 上药加水适量煎煮,连煎2次,取汁去渣,将2次药汁合并。每日1剂,分2～3次温服。

【功效主治】 滋阴润肺,清热养肾。主治慢性咽炎,症见咽干灼热,午后益甚,渴而求饮,但饮而不多,频频清嗓,手足心热,腰酸肢怠,咽部暗红如猪肝色,黏膜干燥,舌红少苔,脉细数。

【经验体会】 本方治疗慢性咽炎,证属肺肾阴虚,咽关失濡。故以百合、生地黄、熟地黄、玄参、麦冬滋养肺肾之阴,以降上炎之虚火;桑白皮、芦根、柿霜、川贝母清润咽喉而化痰燥。全方共奏滋阴降火,清咽润燥之功。

【方剂出处】《名医妙方精华千首》

玄参解毒汤

【药物组成】 玄参、生地黄、黄芩、桔梗、甘草各12克，葛根15克，荆芥、淡竹叶、灯心草、栀子各9克。

【制作方法】 上药加水适量煎煮，连煎2次，取汁去渣，将2次药汁合并。每日1剂，分2～3次温服。

【功效主治】 养阴生津，清热利咽。治疗慢性喉痹，属肺胃有热，阴津受灼者。症见咽干口渴，小便黄赤，大便偏干。

【经验体会】 方中生地黄、玄参养阴生津，黄芩、栀子清热解毒，竹叶、灯心草清热除烦，桔梗、甘草利咽解毒，荆芥、葛根疏风解热。诸药伍用，养阴生津，清热利咽，疏风解热。

【方剂出处】 《外科正宗》卷二。

清咽开音汤

【药物组成】 木蝴蝶、胖大海、凤凰衣、生甘草各6克，杏仁、枳壳、玄参各12克，全瓜蒌15克，桔梗、蝉蜕各10克。

【制作方法】 先将上药用水浸泡30分钟，再煎30分钟，每剂煎2次，将两次煎好的药汁混合备用。每日1剂，分2次温热服。在服药期间，注意避免感冒，勿高声喧语，忌食辛辣之物及烟酒。

【功效主治】 滋阴润肺，清热利咽，降气化痰。适用于治疗慢性咽炎，声带小结，声带息肉等所致的声音嘶哑。

【临床应用】 张某，女，42 岁。患者声音嘶哑，咽干而痛，讲话过多则加重，伴胸脘胀闷，眠少，大便干结。舌微红，苔薄黄，脉弦滑。诊断：慢性咽炎。治疗予以清咽开音汤加诃子 10 克，经服 6 剂，音哑好转，说话咽痛。再用清咽开音汤加麦冬 10 克，续服 6 剂后，音哑明显好转，又服 10 余剂，声音逐渐洪亮而愈。

【经验体会】 方中木蝴蝶、胖大海、凤凰衣利咽开音，桔梗、甘草清热利咽，玄参滋阴利咽，杏仁、蝉蜕宣肺止咳，枳壳、瓜蒌行气化痰。全方共奏清热利咽，滋阴润燥，宣肺开咽，化痰止咳之功。

【方剂出处】《中国现代名医验方荟萃》

补阴利咽汤

【药物组成】 麦冬、川百合、南沙参、北沙参、天花粉、嫩射干、白桔梗、玄参各 10 克，生甘草 5 克。

【随证加减】 喉头无痰而音哑者，加木蝴蝶、凤凰衣、藏青果以润肺开音；痰黏喉头者，加川贝母粉、地枯萝、广橘白以清化痰热；大便干燥者，选加瓜蒌仁、制何首乌、桑葚子以滋阴润肠通腑；咽部红、赤脉纹粗而色红者，加牡丹皮、赤芍清热凉血；咽底壁结节色淡而肥厚者，加生薏苡仁、茯苓、泽泻以淡渗利湿。

【制作方法】 上药加水适量煎煮，连煎 2 次，取汁去渣，将 2 次药汁合并。每日 1 剂，分 2～3 次温服。30 天为 1 个疗程。

【功效主治】 补肺养阴，清热利咽。适用于治疗慢性咽喉炎，症见咽部异物梗阻感、咽干、咽痛和声音嘶哑等。

【临床应用】 治疗慢性咽炎 37 例，治疗 30～60 天，显效 11 例，有效 18 例，无效 8 例，总有效率为 78％。

【经验体会】 麦冬、南北沙参、百合、天花粉、玄参滋阴生津，润燥利咽；射干、桔梗、甘草清热解毒利咽。全方共奏益肺养阴，生津润燥，清热利咽之功。

【方剂出处】 《千家名医验方汇编》

加减白虎汤

【药物组成】 知母、麦冬、桔梗、瓜蒌皮、马勃各 12 克，杏仁、乌梅各 9 克，石膏 20 克，鲜山药 30 克，玄参、沙参各 15 克，蝉蜕、甘草各 6 克。

【制作方法】 上药加水适量煎煮，连煎 2 次，取汁去渣，将2次药汁合并。每日1剂，分2～3次温服。

【功效主治】 养阴润肺清热。适用于慢性咽炎属肺胃阴虚者。症见声音嘶哑，口咽干燥，口渴，舌红，少津，脉弦细数。

【临床应用】 某女，营业员。1978年3月12日初诊，主诉：声音嘶哑不能成音已4年，常觉身热，咽干口燥，烦躁口渴，经常泡服胖大海，每日饮水4～5瓶，多方治疗无效。舌红，少津，脉弦细数。辨证属邪热郁久，肺胃阴伤，投以上方8剂后再诊，烦渴有减，每日饮水减至2瓶，舌面稍有润象，但音哑如前，在上方基础上去山药、瓜蒌皮，加阿胶(烊化)9克，又服6剂。三诊时音哑明显好转，继服上方加胖大海9克，连服12剂，语言正常诸证皆除。嘱再服6剂，以巩固疗效，随访2年余，未曾复发。

【经验体会】 方中知母、石膏清胃生津止渴；沙参、麦冬、玄参、山药滋阴润肺，养胃生津；杏仁、瓜蒌皮利肺化痰止咳；乌梅、蝉蜕宣肺利咽止咳；马勃、桔梗、甘草清热解毒利咽。全方共奏养阴清热，润肺利咽之功效。

【方剂出处】《中国现代名医验方荟海》

赵氏慢性咽炎汤

【药物组成】 山豆根6克，麦冬10克，石斛6克，金果榄6克，桔梗3克，射干5克，生地黄10克，牡丹皮6克，炒栀子3克，生甘草3克，苍耳子6克。

【制作方法】 上药加水适量煎煮，连煎2次，取汁去渣，将2次药汁合并。每日1剂，分2～3次温服。

【功效主治】 养阴清肺利咽。治疗慢性咽炎。症见咽部异物感，但痒作咳，无痰，声音或嘶哑，或变调，舌质微红，脉多沉有力。

【经验体会】 慢性咽炎多因急性咽炎治疗不彻底转化而来；亦因反复感冒，虚火炎盛，消灼肺阴，熏蒸咽喉所致。治当养阴兼清肺热。本方中山豆根、金果榄、射干、桔梗利咽止痛；麦冬、石斛、生地黄、牡丹皮滋阴生津清热；栀子、苍耳子、甘草清热利窍解毒。全方共奏清热滋阴，利咽解毒，生津止痛。

【方剂出处】《中国现代名医验方荟海》

清咽合剂

【药物组成】 生地黄15克，玄参12克，川石斛、太子参、黄芪各 15 克，土牛膝、百部各 12 克，车前子 9 克。

【制作方法】 上药加水适量煎煮，连煎 2 次，取汁去渣，将 2 次药汁合并。每日 1 剂，分 2～3 次温服。

【功效主治】 益气养阴，清利咽喉。适用于治疗慢性咽炎气阴两虚者。

【经验体会】 方中生地黄、玄参、石斛养肺胃，生津液，利咽喉；太子参、黄芪益气阴，固表虚；土牛膝清热解毒；百部宣肺止咳化痰；车前子清热利湿。全方共奏益气养阴，清热生津，宣肺止咳，化痰利咽。

【方剂出处】《中国现代名医验方荟海》

咽炎口服液

【药物组成】 生地黄、玄参各 15 克，板蓝根 20 克，牛蒡子 15 克，麦冬 20 克，黄芩 12 克，金银花 15 克，甘草 4 克，桔梗 12 克。

【制作方法】 上药水煎后浓缩成浆，每次服 100 毫升，每日 2 次(用煎服方法亦可)。

【功效主治】 清热养阴解毒。适用于治疗慢性咽炎。

【经验体会】 方中生地黄、麦冬、玄参养阴增液利咽;牛蒡子、桔梗、甘草清热宣肺利咽;黄芩、板蓝根、金银花清热解毒祛湿。诸药配伍,共奏养阴增液,清热解毒,宣肺利咽之功。

【方剂出处】《中国现代名医验方荟海》

清咽生津汤

【药物组成】 玄参、麦冬、金银花、山楂各10克,胖大海2~4枚,鲜萝卜叶30克,桔梗6克,甘草6克。

【制作方法】 水煎,代茶随饮,不拘时。

【功效主治】 清咽生津。治疗急、慢性咽炎。

【经验体会】 方中玄参、麦冬养阴润肺清咽;金银花清热解毒;山楂、萝卜叶清热利痰化瘀;胖大海、桔梗、甘草清热解毒利咽。全方共奏滋阴生津,清热解毒,祛痰化瘀,清咽利音之功。

【方剂出处】《中国现代名医验方荟海》

利咽宣肺汤

【药物组成】 桑叶、薄荷、牛蒡子、杏仁、金银花各10克,板蓝根12克,淅贝母6克,紫菀10克,桔梗、甘草各6克。

【制作方法】 上药加水适量煎煮,连煎2次,取汁去渣，将 2 次药汁合并。每日 1 剂，分 2～3 次温服。

【功效主治】　宣肺利咽，化痰散结。治疗由慢性咽炎所致之燥咳，咽痒或痛，痒则作咳，干咳无痰，或有痰甚少，咳之不爽，咽部充血或咽后壁淋巴滤泡增生。

【经验体会】　方中桑叶、薄荷辛凉清热，宣肺利咽；金银花、板蓝根清热解毒；牛蒡子、桔梗，甘草清热解毒，利咽消肿；杏仁、浙贝母、紫菀宣肺止咳，化痰散结。全方共奏宣肺清热，解毒利咽，化痰散结之功。

【方剂出处】《中国现代名医验方荟海》

利咽开音饮

【药物组成】　木蝴蝶、凤凰衣各 3 克，杏仁 10 克，桔梗 6 克，蝉蜕 6 克，枳壳 10 克，全瓜蒌 15 克，玄参 10 克，生甘草 3 克。

【随证加减】　风寒袭肺者，加麻黄、苏叶；痰热蕴肺者，加黄芩、桑白皮、象贝母；肝郁侮肺者，加柴胡、绿萼梅、厚朴花；肺燥津伤者，加沙参、麦冬；失眠多梦者，加合欢皮、夜交藤；患者平素可用胖大海、青果、桔梗等浸泡代茶饮。

【制作方法】　先将上药用水浸泡 30 分钟，再煎 30 分钟，每剂煎 2 次，将 2 次煎出的药液混合备用。每日 1 剂，分 2 次温服。

【功效主治】 清热宣肺，利咽开音。适用于治疗急、慢性咽炎，声带小结，声带息肉等病所致的失音。

【临床应用】 某男，40 岁。3 个月前，因感冒受风寒及说话过多，突然音哑，咽干不欲饮，胸闷憋气，胃脘胀闷，饮食不香，眠少，大便干结，形体消瘦。舌微红，苔薄黄，脉弦滑。西医诊断为急性喉炎。予利咽开音饮加炙麻黄 5 克，锦灯笼 6 克，蜂蜜 1 匙（冲）经服 6 剂，音哑好转，说话咽痛。再用利咽开音饮加麦冬 10 克，继服 6 剂后，音哑明显好转，又服 10 余剂，声音逐渐洪亮而愈。

【经验体会】 此方为董建华老中医之经验方，治疗咽喉疾病所引起的失音，疗效颇佳。其病机为：肺气郁闭，声音不利；其审证要点为：语声嘶哑，呈阵发性发作，常伴胸闷憋气，咽喉如物梗阻，舌红苔薄黄，脉弦细。方中木蝴蝶苦寒入肝、肺经，有润肺解郁通音之效，为本方主药；凤凰衣性平，润肺开音；杏仁、桔梗、蝉蜕宣肺利咽；枳壳、全瓜蒌降气化痰；玄参、甘草润肺利咽。诸药相伍，共奏宣利肺气，利咽开音之效。

【方剂出处】《中国现代名医验方荟海》

孙氏清咽汤

【药物组成】 蒲公英、玄参各24克，大青叶、山豆根、石斛、麦冬各15克，牛蒡子12克，郁金、炒枳壳、桔梗各9克，马勃6克，橘红、甘草各3克。

【制作方法】 每日1剂，水煎2次，去渣取汁，再将2次药汁合并后浓缩为100毫升，加入蜂蜜20克，分2次温热服。

【功效主治】 清热解毒，理气解郁，利咽生津。适用于治疗慢性咽炎，症见咽痛、咽干、咽紧、堵闷、咽部有异物感。

【临床应用】 霍某，女，38岁。咽部堵闷，有异物感数月。平素或因情志不舒，或因过食辛辣，则病情加重。现口干咽燥，咽部微痛。查：咽部黏膜充血增厚，舌质微红，舌苔薄黄，脉细数。诊断：慢性咽炎，中医辨证为肺热伤阴。治宜清热解毒，理气解郁，利咽生津。方选清咽汤加减：蒲公英、山豆根、板蓝根、石斛、连翘各15克，牛蒡子、大青叶、郁金、枳壳各9克，玄参、麦冬各18克，马勃、桔梗各6克，甘草3克。3剂，每日1剂，水煎服。复诊：服上药后，诸证大减，效不更方，继服3剂而愈。

【经验体会】 本方为孙一民先生所创，由三组药组成：①清热组：蒲公英、牛蒡子、大青叶、山豆根、马勃。②理气解郁组：枳壳、桔梗、郁金。③生津组：玄参、石斛、麦冬。再加橘红利痰，甘草缓中。用于治疗慢性咽炎。孙氏认为：本病大多由于情绪不舒畅，气机失调，过食辛辣，内有痰热郁结所致。治疗用清热、理气、生津法，经临床长期实践观察确实有效，如患者以咽痛为主证者，可以清热组药为方中主药；若以咽干为主证者，可以生津组药为方中主药；若以咽紧堵闷为主证者，可以理气组药为方中主药。若以上三证有一证不明显者，该组药可以减味或减量。

【方剂出处】《中国现代名医验方荟海》

李氏滋阴清咽汤

【药物组成】 生地黄、天花粉、牡丹皮、知母各 9 克，绿萼梅 10 克，麦冬、石斛、女贞子、墨旱莲各 12 克，蝉蜕、薄荷（后下）各 6 克，冬桑叶 4 克，粉甘草 3 克。

【制作方法】 上药加水适量煎煮，连煎 2 次，取汁去渣，将 2 次药汁合并。每日 1 剂，分 2～3 次温服。

【功效主治】 滋阴凉血疏风。主治慢性咽

炎，症见咽喉干燥起瘰、微痛，时感紧塞，声音嘶哑，夜睡易醒，醒后自觉口干乏津，舌难转动，脉虚数，舌质红赤，上布干薄白苔。

【经验体会】 本方为李斯炽老中医所创，用于治疗慢性咽炎，证属肺肾阴亏，阴虚血热，复加风热，结于咽喉者。故以知母、天花粉、女贞子、墨旱莲、麦冬、石斛清热滋阴润燥；牡丹皮凉血清热；桑叶、薄荷、蝉蜕、绿萼梅辛凉透疹以开喉结；甘草以疗咽伤。

【方剂出处】《李斯炽医案》。

清咽汤

【药物组成】 麦冬 30 克，生石膏（先煎）20 克，玄参、太子参、牛蒡子各 15 克，桑叶、甘草、阿胶（烊化）各 10 克，薄荷（后下）6 克。

【随证加减】 若痰热者，加瓜蒌、黄芩、制半夏各 15 克；若咽干发痒者，加蝉蜕 10 克，生地黄 15 克；咳嗽者，加紫菀、百部各 15 克；声音嘶哑者，加木蝴蝶、诃子各 10 克。

【制作方法】 上药加水适量煎煮，连煎 2 次，取汁去渣，将 2 次药汁合并。每日 1 剂，分 2～3 次温服。

【功效主治】 清热祛风，滋阴养血。治疗慢性咽炎，属肺胃阴虚，虚火上炎者。症见咽干咽痛，渴不多饮，咽部充血，舌红苔少。

【临床应用】 本方治疗慢性咽炎 24 例，结果痊愈 14 例，有效 8 例，无效 2 例，总有效率为 91.7％。

【经验体会】 方中桑叶、薄荷疏风清热；牛蒡子清热利咽；石膏清肺胃之热而止渴；玄参、麦冬滋阴润肺，生津润燥；阿胶养阴补血；太子参气阴双补；甘草清热利咽解毒。全方共奏辛凉疏风，清热解毒，利咽润肺，补血养阴之功。

【方剂出处】《五官科病实用方》

银翘增液汤

【药物组成】 玄参、麦冬、生地黄、金银花、连翘、牛蒡子、射干、山豆根、鱼腥草各 10 克。

【随证加减】 若咽痒干咳为主者，加枇杷叶、杏仁、紫菀；以咽干、灼痛为主者，加木蝴蝶、天花粉；咳嗽黄痰多者，加款冬花、黄芩、桔梗、浙贝母、瓜蒌皮。

【制作方法】 上药加水适量煎煮，连煎 2 次，取汁去渣，将 2 次药汁合并。每日 1 剂，分 2～3 次温服。10 天为 1 个疗程。

【功效主治】 滋阴润肺，清热利咽。用于治疗慢性咽炎。

【临床应用】 临床治疗208例,治愈108例,好转92例,无效8例,总有效率为96.2%。

钟某,男,42岁,2001年3月27日初诊。患者感冒后不久出现咽痒、干咳已9个月,说话多时咳嗽尤甚,严重时发生剧咳而影响工作。X线胸部摄片未见异常。曾反复用抗生素及止咳对症药物,效果不佳,而来我院就诊。检查:咽部充血,咽部黏膜干燥,失去正常光泽度,伴淋巴滤泡充血增生,侧索增厚。诊断为慢性咽炎。处方:玄参、麦冬、生地黄、金银花、连翘、牛蒡子、射干、山豆根、鱼腥草、杏仁、紫菀、枇杷叶各10克,木蝴蝶6克。每日1剂,水煎取汁,1日2次分服。治疗1个疗程后症状明显好转。上方去木蝴蝶,加黄芩10克,再服1个疗程症状基本消失。检查:咽部黏膜恢复正常光泽度,淋巴滤泡较前明显缩小,已基本消退,咽侧索充血、肿胀消退。随访6个月无复发。

【经验体会】 慢性咽炎为上呼吸道炎症的一部分,临床上多采用抗生素消炎、止咳等治疗,有时病程很长,症状顽固,不易治愈。患者常出现阵发性咽痒干咳,以夜间为多,严重时也发生阵发性剧咳,少痰,也可伴有咽喉干燥、灼热痛。中医学认为，本病乃为久病耗阴，劳损过度，肺阴多损，虚热内生，上犯咽喉而为病，以致咽喉失养。治宜滋阴润肺、清热利咽。故选用玄参、麦冬、生地黄以滋阴润燥；金银花、连翘、牛蒡子、鱼腥草疏风解表，清热解毒；山豆根、射干清热利咽。临证之时，结合具体病情加减化裁，收到满意的效果。

【方剂出处】 楼志平等．银翘增液汤治疗慢性咽炎 208 例．浙江中医杂志，2006，41(7)：398

蝶蛾百花饮

【药物组成】 木蝴蝶、酒条蛾、百部、玄参、当归、甘草各 10 克，金银花、黄芪各 15 克，陈皮 6 克。

【制作方法】 上药加水适量煎煮，连煎 2 次，取汁去渣，将 2 次药汁合并。每日 1 剂，分 2～3 次温服。4 天为 1 个疗程，一般 1～2 个疗程即愈。

【功效主治】 扶正祛邪，益气养阴，清热利咽，润肺止咳。用于治疗咽炎顽咳者。

【临床应用】 临床治疗 110 例，显效 87 例，占 79.1%；有效 21 例，占 19.1%；无效 2 例，占 1.8%；总有效率为 98.2%。

姜某，女，33 岁，2002 年 4 月 16 日就诊。患者 2 个月前因鼻塞流涕、咽痛身痛、发热而先后服用过多种抗生素、抗感冒药、止咳药，但咽痒咽干咳嗽始终不减，以致声音嘶哑，夜间经常咳醒。查体见咽部轻度充血，色淡红，咽喉壁广泛淋巴滤泡增生，双侧扁桃体不大，无分泌物，心、肺听诊无异常。血常规检查正常，胸部X线摄片未见异常。给予蝶蛾百花饮原方治疗，服药4剂后，咳嗽明显减轻，夜间睡眠良好，晨起轻度咳嗽，咽部略干，原方中玄参、当归均加至20克，继服4剂，咳止咽爽。

【经验体会】 笔者在临床上屡屡碰到一些患者，当感冒经过治疗，鼻塞流涕、头痛身痛、发热等症状消失后，却咳嗽不止，多为干咳，偶有少量黏痰，有残存不同程度的咽痒、咽干、咽痛等证，长久存在，服用多种抗生素、镇咳药却收效甚微，顽固不愈，甚则影响睡眠，病人常为此烦恼和焦虑。考虑到目前许多抗感冒药、止咳药中往往加有诸如氯苯那敏(扑尔敏)、654-2之类抗组胺、抗胆碱药，在抑制腺体分泌，减轻鼻塞、流涕、吐痰症状的同时，也遏制了病原微生物和毒素的排除，致后者长期羁留为害。从中医的角度看，属于正气被遏，阴血难行，津液失布；正虚邪留，气阴两虚，肺失宣降。故以扶正祛邪，益气养阴，清热利咽，润肺止咳为治疗原则，蝶蛾百花饮中黄芪、当归益气行血以扶正；金银花、木蝴蝶、酒条蛾、甘草清热解毒，清利咽喉以除余邪；玄参、百部养阴润肺以止咳；陈皮理气化滞。因药证相符，故效果良好。

【方剂出处】 孙建波等．自拟蝶蛾百花饮治疗咽炎顽咳110例．国医论坛，2005，20(1)：33

清咽解毒汤

【药物组成】 生地黄20克，麦冬、玄参、黄芩、金银花各15克，桔梗、木蝴蝶各10克，薄荷（后下）、甘草各6克。

【随证加减】 咽痒者，加蝉蜕10克；咳嗽重者，加川贝母、百部各10克。

【制作方法】 上药加水适量煎煮，连煎2次，取汁去渣，将2次药汁合并。每日1剂，分2～3次温服。

【功效主治】 滋阴清热，解毒利咽。用于治疗慢性咽炎。

【临床应用】 临床治疗咽炎44例，痊愈40例（其中服药3剂即愈者36例，服药5剂即愈者4例），无效4例，总有效率为91％。

【经验体会】 方中生地黄、麦冬、玄参养阴清热生津；金银花、黄芩清热泻火解毒；木蝴蝶薄荷疏风清热，解毒利咽；桔梗开宣肺气，为治疗咽痛、音哑之有效药物;甘草清热解毒祛痰。现代药理研究证实,金银花、黄芩、薄荷对金黄色葡萄球菌、链球菌、肺炎球菌及流感病毒均有明显的抑制作用;甘草有类似肾上腺皮质激素作用,有抗炎、抗过敏作用。故本方治疗咽炎能取得明显的效果。

【方剂出处】 姜爱华等. 清咽解毒汤治疗咽炎44例. 中国实用乡村医生杂志,2006,13(1):31

自和汤

【药物组成】 生地黄、麦冬、玄参各30克,白芍、青果各20克,浙贝母、牡丹皮、射干各15克,木蝴蝶、甘草各5克。

【随证加减】 咽部红肿、疼痛重者,加金银花15克,山豆根10克;咽喉壁淋巴滤泡增生明显者,加当归、香附各15克,郁金20克;大便秘结者,加大黄10克;气虚乏力者,加党参15克,黄芪20克;食少便溏者,减生地黄、麦冬用量,加山药20克,炒白术15克。

【制作方法】 上药加水适量煎煮,连煎2次,取汁去渣,将2次药汁合并。每日1剂,分2~3次温服。30天为1个疗程。

【功效主治】 养阴清热,利咽解毒。用于治疗慢性咽炎。

【临床应用】 临床治疗108例,治愈51例(自觉症状及咽喉壁淋巴滤泡完全消失),显效38例(自觉症状消失,咽喉壁淋巴滤泡减少),有效14例(自觉症状基本消失,咽喉壁淋巴滤泡存在),无效5例(自觉症状及咽喉壁淋巴滤泡均存在),总有效率为95.4%。

马某,男,49岁,1997年10月21日初诊。患者自诉:3年来常感咽部不适,干燥疼痛,曾服中西药治疗效果不明显,时轻时重,迁延未愈。诊见:咽喉干燥不适、疼痛、有异物感,咽部暗红,咽喉壁淋巴滤泡增生,多如帘状,小便微黄,大便秘结,舌红少苔,脉细数。诊断:慢性咽炎(虚火喉痹);证属肺阴不足,虚火上炎;治以养阴润燥,清热利咽,佐以化痰散结。方用自和汤加当归、香附各15克,郁金20克,大黄(后下)10克,4剂。二诊:咽部症状稍减,大便已软,日解2次,前方去大黄,6剂。三诊:咽部症状明显减轻,咽喉壁淋巴滤泡亦见减少。效不更方,前方继服20剂。服药后症状消失,查见咽喉壁淋巴滤泡完全消失,嘱其少食辛辣、香燥刺激之品,慎烟酒,注意饮食调养。半年后随访,咽痛未作,病告痊愈。

【经验体会】 自和汤重用生地黄、麦冬滋阴润燥,养肺、肾之阴;玄参清虚火而解毒;射干祛痰利咽，清热解毒；牡丹皮凉血消肿，善清血分之热；白芍敛阴泻热；青果清热生津，利咽解毒；木蝴蝶体轻善升，攻专利咽清热，润肺开音；浙贝母化痰散结；甘草调和诸药。综观全方，养阴清热，利咽解毒，佐以化痰散结，扶正与祛邪并用，有助于阴阳自和，用于治疗慢性咽炎属肺、肾阴虚，虚火上炎者，甚合病机，故疗效较好。由于本病病程长，多缠绵，故需久服方效，并注意饮食调理，少食烟酒辛辣，尽量避免不良刺激，以防止复发。如属急性咽炎，多是外感风热邪毒所致，应祛风清热，解毒利咽为治，非本方所宜。

【方剂出处】 李向顺．自拟自和汤治疗慢性咽炎108例．安徽中医药临床杂志，2003，15(4)：312

自拟玄麦利咽汤

【药物组成】 生地黄30克，玄参15克，麦冬、金银花、连翘各15克，薄荷(后下)、甘草各6克。

【随证加减】 咽部灼热疼痛明显者，加板蓝根、牛蒡子；咽痒甚者，加蝉蜕；咽干明显者，加石斛；咳嗽者，加前胡、紫菀；易感冒者，加党参、黄芪。

【制作方法】 上药加水适量煎煮，连煎2次，取汁去渣，将2次药汁合并。每日1剂，分2～3次温服。用药10～15天为1个疗程。

【功效主治】 养阴降火，清热解毒。用于治疗慢性咽炎。

【临床应用】 临床治疗30例，14例慢性单纯性咽炎中治愈9例，有效5例；治疗9例慢性颗粒状咽炎中治愈3例，有效5例，无效1例；治疗7例萎缩性咽炎中治愈2例，有效4例，无效1例。总有效率为93.3%。

【经验体会】 自拟玄麦利咽汤治疗慢性咽炎，其方中玄参、麦冬、生地黄清热养阴降火；金银花、连翘清热解毒，有抗菌及抗病毒的作用；薄荷疏风散热；桔梗利咽祛痰，能使呼吸道黏膜分泌功能亢进，分泌物增加，减轻黏膜干燥；丹参清热活血散瘀；甘草调和诸药。诸药合用，相辅相成，协同作用，从而获得良好效果。

【方剂出处】 谢科．自拟玄麦利咽汤治疗慢性咽炎30例．国医论坛，2006，21(2)：32

清咽汤冲翻白散

【药物组成】 生地黄30克，玄参、翻白草（研末冲服）各15克，天冬、麦冬、桔梗、炙黄芪、丹参、牡丹皮各10克，生甘草6克，蝉蜕5克。

【随证加减】 伴声哑者，加诃子10克，木蝴蝶6克；伴咳甚痰多者，加浙贝母10克，瓜蒌皮15克，马勃10克。

【制作方法】 上药加水适量煎煮，连煎2次，取汁去渣，将2次药汁合并。每日1剂，分2～3次温服。翻白草研末用药汁冲服，连服15天为1个疗程。

【功效主治】 滋阴生津降火，益气活血散结。适用于治疗慢性咽炎。

【临床应用】 治疗慢性咽炎患者65例，控制21例，显效26例，有效17例，无效1例，总有效率为98.5％。

【经验体会】 本方用生地黄、玄参、麦冬、天冬养阴生津；黄芪补益脾、肺之气，气阴双补以养咽；丹参、牡丹皮活血凉血，使养阴之品补而不腻；桔梗辛散苦降，功能开宣肺气而利咽，能使呼吸道黏膜分泌亢进，减轻黏膜干燥；蝉蜕有祛风之功，能宣肺利咽，可使咽部梗阻、紧缩感缓解；翻白草俗称“金丝吊葫芦”“兰溪白头翁”，为蔷薇科植物翻白草的带根全草，具有清热凉血之功，使咽部干燥得除，痒止痛去，异物感、紧缩感消失而获良效。用药期间除少数患者有胃部不适之外，未见其他不良反应。

【方剂出处】 童玉琴．自拟清咽汤冲翻白散治疗慢性咽炎65例．中国中医药科技，2004，11(3)：181

加减沙参麦冬汤

【药物组成】 沙参、麦冬各15克，生地黄12克，薄荷(后下)、枇杷叶各10克，桔梗8克，射干、甘草各6克。

【制作方法】 上药加水适量煎煮，连煎2次，取汁去渣，将2次药汁合并。每日1剂，分2～3次温服。连用10天。

【功效主治】 滋阴润肺，和胃理气。适用于治疗慢性咽炎。

【临床应用】 临床治疗慢性咽炎80例，治愈52例(65%)，有效20例(25%)，无效8例(10%)，总有效率90%。

【经验体会】 方中沙参、麦冬、生地黄可滋阴润肺，桔梗、射干、薄荷可清咽利肺，枇杷叶可清肺和胃、行气下行，甘草可健脾安神、调和诸药。诸药伍用，滋阴润肺，和胃理气，清热利咽。

【方剂出处】 陈士良等．沙参麦冬汤加减治疗慢性咽炎80例．山东医药，2006，46(26)：93

清咽增液汤

【药物组成】 金银花、黄芩、桔梗、山豆根、甘草各10克，玄参、麦冬、生地黄各15克。

【随证加减】 痰气互结者，加半夏、厚朴各10克；肝郁气滞者，加柴胡、枳壳各10克；脾气虚弱者，加白术、党参各10克。

【制作方法】 上药加水适量煎煮，连煎2次，取汁去渣，将2次药汁合并。每日1剂，分2～3次温服。

【功效主治】 滋阴清热，利咽增液。适用于治疗慢性咽炎。

【临床应用】 临床治疗80例，痊愈61例(76.3%)，好转15例(18.8%)，无效4例(5%)，总有效率为95%。本组用药最多者37剂，最少者16剂。

李某，女，40岁，2003年8月19日初诊。咽干，咽痛、咽部异物感1年。先后到石家庄、保定等地诊治，疗效欠佳。10天前在本院住院治疗，西医诊断为慢性咽炎，经输液、雾化吸入治疗后症状仍无好转，出院后要求中医诊治。诊见：舌质干，苔薄黄，脉弦。中医诊断：梅核气，肝气郁结型，治予清咽增液汤。处方：金银花15克，黄芩、桔梗、山豆根、生甘草、柴胡、枳壳各10克，玄参、麦冬、生地黄各20克。每日1剂，水煎取汁400毫升，分2次口服。10天后二诊，患者自述见效。效不更方，继续服药12剂，电话告知咽干、咽痛、咽部异物感消失。随访3个月未复发。

【经验体会】 慢性咽炎多因精神刺激引起。肝气郁结、痰气互结，常导致郁久化热伤阴，临床上阴虚火旺并不少见。如咽干属阴虚，舌苔薄黄多属火，故用滋阴清热法，方中金银花、黄芩、桔梗清热解毒为君药，玄参、生地黄、麦冬滋阴为辅，山豆根清热解毒、利咽消肿为佐，甘草为使，桔梗配甘草，名桔梗汤，二药又是治咽喉要药，诸药配伍，常获佳效。

【方剂出处】 范喜军．清咽增液汤治疗慢性咽炎80例．四川中医，2004，22(6)：84

乌倍汤

【药物组成】 乌梅30克，五倍子、诃子、射干、蝉蜕各12克，金果榄、玄参、麦冬各12克，旋覆花(布包煎)20克，甘草6克。

【制作方法】 上药加水适量煎煮，连煎2次，取汁去渣，将2次药汁合并。每日1剂，分2～3次温服。

【功效主治】 清热养阴，润喉利咽。适用于慢性咽喉炎，症见咽喉疼痛，声音嘶哑。

【经验体会】 方中乌梅、五倍子、诃子生津敛肺利咽，玄参麦冬滋阴清热利咽，射干、金果榄、甘草清热解毒利咽，旋覆花降气化痰利咽，蝉蜕宣肺利咽开音。全方共奏清热养阴，润肺开音，解毒利咽之效。

【方剂出处】《五官科病秘验单方集锦》

木蝴蝶石斛汤

【药物组成】 石斛15克，木蝴蝶、桔梗、蝉蜕、薄荷(后下)、石菖蒲、麦冬、玄参各10克，甘草6克。

【随证加减】 热甚加金银花、岗梅根、板蓝根，痰多加川贝母、法半夏、龙利叶。

【制作方法】 上药加水适量煎煮，连煎2次，取汁去渣，将2次药汁合并。每日1剂，分2～3次温服。

【功效主治】 滋阴清热，开音利咽。适用于治疗慢性咽喉炎。症见咽喉干痛，声音嘶哑者。

【经验体会】 方中石斛、麦冬、玄参滋阴清热，润喉利咽；木蝴蝶、桔梗、甘草清热解毒，利咽开音；蝉蜕、薄荷祛风清热利咽；石菖蒲祛痰开窍利音。全方共奏滋阴清热，润燥利咽，开音利窍之效。

【方剂出处】《五官科病秘验单方集锦》

灵蛇桔梗汤

【药物组成】 威灵仙30克（鲜品加倍），蛇莓20克，桔梗15克，甘草5克。

【制作方法】 上药加水煎煮，连煎2次，取汁去渣，每日1剂，早晚温热含服。

【功效主治】 清热利咽，化积软坚。用于治疗慢性咽喉炎、食管炎。

【临床应用】 临床治疗10例慢性咽炎患者，均获良效。

【经验体会】 方中威灵仙传统用作祛风除湿、通络镇痛。现代药理研究其具有抗菌消炎功效，并用于治疗慢性咽炎而获良效。蛇莓清热解毒散结消肿，桔梗、甘草清热解毒利咽。全方共奏清热利咽，散结消肿，通络镇痛之效。

【方剂出处】《五官科病秘验单方集锦》

海藻水蛭散

【药物组成】 海藻30克，水蛭6克。

【制作方法】 上药共研细末，每次服6克，每日 2 次，黄酒冲服。

【功效主治】 化痰软坚。用于治疗慢性咽炎。

【临床应用】 本方临床治疗慢性咽炎 10 例，全部显效。

【方剂出处】 《五官科病秘验单方集锦》

斑蝥噙丸

【药物组成】 斑蝥 3 个，大枣 3 个，冰糖 250 克。

【制作方法】 先将大枣核取出，再将斑蝥用大枣肉包好，在火上烧成炭，研为细末；将冰糖放在锅内化开，再把上 2 味药末倒入调匀，分做成 60 粒药丸。每日含化 1 粒。

【功效主治】 散结消瘰。用于治疗慢性咽炎属痰瘀阻滞，吞吐不利，淋巴滤泡增生者。

【方剂出处】 《五官科病秘验单方集锦》

红娘蜜块

【药物组成】 红娘子、大枣各 10 个，蜂蜜 120 毫升，飞罗面 120 克。

【制作方法】 将大枣去核，每个包 1 个红娘子，在锅内用桑柴火焙黄发焦，研成细末，与蜂蜜、飞罗面混合共煮成糊，稍晾成块，分为 9 等份。每次服1份，每日3次，3日服1料，3～4料即愈。

【功效主治】 攻毒散结。用于治疗慢性咽炎属痰毒瘀结者。

【方剂出处】《五官科病秘验单方集锦》

海浮石丸

【药物组成】 海浮石、白芥子、清半夏、青皮、陈皮各12克，木香10克，香附20克。

【制作方法】 上药共研细末，炼蜜为丸，每丸重10克。每次服1丸，每日3次。

【功效主治】 开郁化痰，行气利咽。用于治疗慢性咽炎因情志不舒，肝气郁结，咽喉如物阻塞，吐之不出，咽之不下。

【方剂出处】《五官科病秘验单方集锦》

滋阴散结汤

【药物组成】 海藻、昆布、夏枯草、浙贝母、生地黄、玄参各15克，桔梗10克，甘草5克。

【随证加减】 咽干咽痛重者加金银花、沙参各15克，咽痒干咳者加炙枇杷叶、炙紫菀各15克，伴少气懒言者加黄芪20克，年老体弱者加女贞子、墨旱莲各15克。

【制作方法】 上药加水适量煎煮，连煎 2 次，取汁去渣，将 2 次药汁合并。每日 1 剂，分 2～3 次温服。7 天为 1 个疗程。

【功效主治】 散结化痰，滋阴清热。适用于治疗慢性咽炎。

【临床应用】 临床治疗 50 例，痊愈 29 例，有效 18 例，无效 3 例，总有效率为 94%。

【经验体会】 从中医辨证来看，慢性咽炎多为虚火上炎，炼津成痰，气郁不舒，疏泄不利，聚集而成。因此，治疗上不仅要滋养肺、肾之阴，还要清热解郁化痰散结。滋阴散结汤方中海藻、昆布化痰软坚散结，夏枯草、浙贝母解郁散结化痰，生地黄、玄参滋阴润燥清热，甘草一为清热生津，一为调和药性。全方共奏利咽散结，清热滋阴的功效。本方中甘草与海藻同用，虽犯中药“十八反”之忌，但古今皆有该药同用治疗多种疑难病证而取效的记载和报道。作者临床观察，二药合用不仅未见任何不良反应，反而能取得很好的临床效果。另外，慢性咽炎的治疗要想取得较好的疗效，必须注意避免烟酒、辛辣刺激之品及高声喊叫造成的损害。

【方剂出处】 唐锐．自拟滋阴散结汤治疗慢性咽炎 50 例体会．云南中医中药杂志，2006，27

(6):27

青梅丸

【药物组成】 青果、乌梅各 12 克,射干、牛蒡子、白僵蚕各 10 克,荆三棱、莪术、海浮石、瓜蒌皮、玄参各 8 克,甘草 6 克。

【制作方法】 上药粉碎为末,炼蜜为丸,每丸重 9 克,每次服 1 丸,每日 3 次。

【功效主治】 养阴活血,化痰利咽。用于治疗慢性咽炎属阴虚痰瘀互结者。

【临床应用】 有报道,本方治疗慢性咽炎 217 例,慢性喉炎 69 例,总有效率为 96.8%。

【经验体会】 方中青果、射干、牛蒡子、甘草清热利咽解毒,乌梅生津化阴止渴,玄参养阴清热润燥,白僵蚕、瓜蒌皮、海浮石化痰行气散结,荆三棱、莪术活血化瘀散结。全方共奏养阴生津,清热利咽,行气化痰,化瘀散结之功效。

【方剂出处】《五官科病实用方》

慢咽汤

【药物组成】 熟地黄 20 克,桔梗、蚤休、茯苓各 15 克,当归、牛蒡子、陈皮、甘草各 10 克,法半夏、皂角刺各12克。

【制作方法】　上药加水适量煎煮，连煎2次，取汁去渣，将2次药汁合并。每日1剂，分2～3次温服。

【功效主治】　养阴利咽，清热化痰。治疗慢性咽炎，属肺肾阴虚，痰热上扰者。症见咽痛日久，时轻时重，咳痰黏而略黄，咽黏膜充血，舌苔黄腻等。

【临床应用】　临床治疗慢性咽炎32例，显效7例，有效22例，无效3例，总有效率为90.6%。

【经验体会】　方中熟地黄、当归滋阴养血，陈皮、半夏、茯苓行气燥湿化痰，蚤休清热解毒散结，桔梗、甘草清利咽喉。全方共奏扶正祛邪，滋阴补血，清热化痰，活血散结，解毒利咽之功效。

【方剂出处】《五官科病实用方》

半启汤

【药物组成】　制半夏、厚朴、苏梗、苏子、浙贝母、白术各10克，茯苓、丹参、北沙参各15克，甘草5克，砂仁(后下)3克。

【随证加减】　咽干明显者，加麦冬12克，玄参10克；胃寒证候轻者去砂仁，重者加生姜3片，大枣6枚；咽痒明显者，加蝉蜕4克；久咳长于1

年者,加五味子 5 克。

【制作方法】 上药加水适量煎煮,连煎 2 次,取汁去渣,将 2 次药汁合并。每日 1 剂,分 2～3 次温服。50 天为 1 个疗程。

【功效主治】 健脾化痰,理气散结。用于治疗慢性放射性咽炎属脾虚阴伤,气滞血瘀者。

【临床应用】 本方治疗慢性放射性咽炎。80 例,显效:临床症状消失,3 个月未复发,同时无药物不良反应出现者 58 例;有效:临床症状明显减轻或基本消失,但在 3 个月内复发者 20 例;无效:临床症状无改善 2 例,总有效率为 97.5%。

【经验体会】 慢性放射性咽炎,临床多见,病轻治难,由于放、化疗的同时参与,病情更加明显与复杂。西医对此治疗效果欠佳,中医则重在辨证施治。笔者认为:此证属中焦虚寒,上焦燥热。由于化疗的寒凝反应,或素为脾虚中寒的患者,脾运往往失健。水湿不能运化聚而成痰,气机不利而与痰相合,痰气搏阻于咽喉,复加放疗津伤,肺失清润,病机复杂。痰凝、气滞、阴伤久而成瘀,致使病情顽固难愈。因此可见,本病脾虚是本,津伤是标,气滞为病结,血瘀致顽疾。治必健脾化痰,理气散结,养阴润肺。本方为半夏厚朴汤和启膈散共同组方。方中以半夏厚朴汤燥湿化痰,理气解郁；以启膈散养阴和胃，解郁化瘀。两方合用，化痰理气不伤津，养阴润肺不碍胃，复加白术以增强健脾化痰之功。凝消，气畅，痰除，瘀通，故此病得治。

【方剂出处】 单泽松．半启汤治疗慢性放射性咽炎80例．中医药学刊，2006，24(4)：728

加味玄麦甘桔汤

【药物组成】 沙参、麦冬、生地黄、玄参、射干各15克，制半夏12克，杏仁、白芥子各10克，甘草6克。

【随证加减】 口干咽燥者，生地黄改为20～30克，加白芍15～20克；咽后壁黏膜呈肉芽组织样颜色者，加白芍15克，牡丹皮12克；咽后壁黏膜呈淋巴滤泡增生者，加炮穿山甲10克。

【制作方法】 上药加水适量煎煮，连煎2次，取汁去渣，将2次药汁合并。每日1剂，分2～3次温服。10天为1个疗程，一般观察1～2疗程。

【功效主治】 滋阴利咽，化痰散结。用于治疗慢性增生性咽炎。

【临床应用】 临床治疗42例，治愈26例，好转16例，总有效率100％。

李某，男，42岁，2001年8月7日就诊。自

1996年以来，自觉咽中如有异物梗阻，咳吐不出，吞咽不下，咳时偶有少量黏痰，口干咽燥，间断服中西药效果欠佳。检查：咽后壁黏膜可见大量淋巴滤泡增生，粗糙不平。予以上方治之。处方：沙参、麦冬、玄参、生地黄、射干各15克，穿山甲、白芥子、杏仁、制半夏各10克，桔梗、甘草各6克。服18剂后，咽后壁黏膜增生淋巴滤泡悉除，再以上方去穿山甲、白芥子，服6剂后，诸证消失，一年后随访未复发。

【经验体会】 本病相当于中医学之梅核气，西医常用抗炎、激光灼烧等手段，疗效欠佳，且易复发。中医习用半夏厚朴汤加减治疗，然效亦不显。因半夏厚朴汤适应于情志不畅引起的慢性咽炎，肝气郁结，肺、胃宣降失常，津聚为痰，与气相搏，结于咽喉，致咽喉如有物阻，咳吐不出，吞咽不下。本方则多用于治疗急性咽炎治疗不彻底，或反复感染，或多种刺激等所致者，是遵“百病多由痰作祟”之说。方中沙参、麦冬、玄参、生地黄增液生津，桔梗、射干清热利咽，半夏、白芥子化痰散结，杏仁宣降肺气，甘草清热解毒。全方共奏滋阴利咽，化痰散结之功。

【方剂出处】 张又德．加味玄麦甘桔汤治疗慢性咽炎42例小结．湖北中医药导报，2004，10

(2):17

健脾化痰养阴汤

【药物组成】 玄参、麦冬、桔梗各10克，陈皮、白术、半夏、茯苓、枳实、赤芍、白僵蚕、沙参各15～30克。

【随证加减】 咽痒明显者，加蝉蜕、全蝎，异物感明显者加厚朴、郁金、紫苏，吞咽疼痛者加黄芩、金银花，舌苔厚腻者加泽泻、苍术、薏苡仁、升麻、白豆蔻。

【制作方法】 上药加水适量煎煮，连煎2次，取汁去渣，将2次药汁合并。每日1剂，分2～3次温服。10天为1个疗程。嘱禁食烟酒、辛辣厚味，调畅情志。

【功效主治】 健脾利湿，化痰养阴。治疗慢性咽炎属虚火夹痰，症见长期咽干，痛痒不适，咽部异物感，干燥少痰，干而不渴，舌苔厚腻，脉弦滑。

【临床应用】 本方治疗慢性咽炎86例，显效62例，有效22例，无效2例，总有效率为97.7%。

刘某，女，47岁，2004年4月就诊。主诉：咽干咽痒，咽部异物感，干咳近1年。患者曾以“慢性咽炎”在某院治疗，口服抗生素无效，后又在社区诊所静滴抗生素、双黄连效果不显，而求诊中医治疗。检查：咽部黏膜充血、干燥，咽后壁淋巴滤泡增生，侧索肿胀，舌红，苔白腻、略黄，脉滑数。中医诊断：喉痹，属痰湿聚结，气阴不足，虚火上炎。上方加泽泻、薏苡仁、槟榔 5 剂，水煎服，每日服 2 次，每次 150 毫升。二诊：自诉症状大减，咽干消失，夜间不再喝水，异物感减轻，咽痒消失，不咳嗽，脉濡数，苔仍白，较前变薄，舌仍红，咽黏膜充血不甚明显，滤泡变小。上药加党参、厚朴、牡丹皮，7 剂，三诊时症状消失，咽部检查：黏膜无充血，滤泡消失。

【经验体会】 笔者经过多年的观察，认为喉痹的发生与现代人们多食厚味辛辣，烟酒过度导致脾虚湿滞，痰阻不化，虚火夹痰有关。由于脾、胃、肺经脉均行于咽喉而连舌根，因脾胃湿滞，郁久化火，虚火上炎，灼肺炼津，痰湿结聚咽部则发为本病。本方用二陈汤健脾利湿，加白术以助健脾之力，玄麦甘桔汤养阴润肺，由于喉痹之证均是日久而成，久病入络，临诊可加白僵蚕、蝉蜕以通络活血。诸药合用，健脾利湿，化痰养阴。使肺阴得养，胃火得降，力专效宏，久病之喉痹得愈。

【方剂出处】 高仁虎．健脾化痰养阴汤治疗慢性咽炎 86 例．现代中医药，2006，26(3)：20

夏朴逍遥散

【药物组成】 制半夏、厚朴、苏梗、柴胡、当归各10克，白术、白芍、茯苓、射干、桔梗各15克，薄荷(后下)10克，甘草5克。

【随证加减】 气郁者加香附，咽痛咽干者加玄参、黄芩，心烦易怒者加栀子、牡丹皮，睡眠不安者加夜交藤、珍珠母(先煎)，有痰者加浙贝母、马兜铃，气虚者加党参、黄芪。

【制作方法】 上药加水适量煎煮，连煎2次，取汁去渣，将2次药汁合并。每日1剂，分2～3次温服。2周为1个疗程，治疗1～2个疗程。

【功效主治】 理气化痰，疏肝解郁，散结利咽。适用于治疗慢性咽炎属痰气郁结者。

【临床应用】 临床治疗68例，痊愈52例，好转12例，无效4例，总有效率为94%。

患者，女，43岁，于2006年8月20日来我院就诊。主诉：咽喉部如有痰紧堵，难受不适1年余。初起自觉喉中气堵感，时常恶心，用力咳嗽无物吐出，总觉有物塞感，不由自主做吞咽动作，咽之不下，吐之不出，越吞越有物塞感，怀疑得了不治之症，精神恍惚，夜不能寐，吞咽饮食正常。曾多方治疗，未收到明显疗效。经介绍而来我科寻求中医治疗。检查:舌淡红苔白腻,咽峡部有轻度充血,可见淋巴滤泡增生,脉弦细。中医诊断:喉痹(肝郁痰湿型),西医诊断:慢性咽炎。治宜疏肝解郁,化痰利咽。方选夏朴逍遥散汤,每日 1 剂,连服 6 剂,诸证大减,效不更方,又服上方 6 剂,诸证悉除。

【经验体会】 方中柴胡、香附、薄荷疏肝解郁,行气化滞;当归、白芍柔肝养血;玄参、射干滋阴利咽;半夏、厚朴、苏梗、桔梗理气化痰,宣郁散结;白术、茯苓健脾燥湿,以杜生痰之源。诸药合用,共奏疏肝解郁,行气化痰。本方为补散并用,标本兼顾之剂。

【方剂出处】 经验方。

养阴逐瘀清咽汤

【药物组成】 麦冬、生地黄、玄参、土牛膝各 15 克,赤芍、当归、浙贝母、枳壳各 12 克,桃仁、红花、柴胡、桔梗各 10 克,甘草 6 克。

【随证加减】 兼痰湿者,加半夏 10 克,瓜蒌 15 克,白术 10 克;兼火热者,加知母 15 克,黄芩 10 克;兼风热者,加牛蒡子 10 克,板蓝根、连翘各 15 克;兼气虚者,加山药 15 克,太子参 20 克,黄芪 30 克。

【制作方法】 上药加水适量煎煮，连煎2次，取汁去渣，将2次药汁合并。每日1剂，分2～3次温服。

【临床应用】 养阴清肺，活血通络。治疗慢性咽炎属阴虚夹瘀者。

【经验体会】 本方为养阴清肺汤合血府逐瘀汤为基础方进行化裁而形成的方剂。其养阴清肺汤中麦冬、生地黄、玄参可滋阴润肺清虚火；当归、赤芍养血和阴；浙贝母、桔梗清肺化痰止咳；甘草调和诸药，合桔梗以利咽喉；合而用之使阴液充足，虚火得降。血府逐瘀汤方中当归、赤芍、桃仁、红花活血祛瘀；牛膝祛瘀血，通血脉；柴胡疏肝解郁，桔梗、枳壳行气，生地黄凉血清热，配合当归养血润燥。本方不仅行血分之瘀滞，又能解气分之郁结，活血而不耗血，祛瘀又能生新。

【方剂出处】 陈海．养阴逐瘀清咽汤治疗慢性咽炎63例．陕西中医，25(6)：516

利咽化痰汤

【药物组成】 半夏、茯苓、沙参、天花粉、玄参各12克，枇杷叶(包煎)15克，苏梗、厚朴、蝉蜕、白僵蚕、桔梗各9克，黄芩、干姜各6克，黄连3克，甘草4克。

【制作方法】 上药加水适量煎煮，连煎 2 次，取汁去渣，将 2 次药汁合并。每日 1 剂，分 2～3 次温服。15 天为 1 个疗程，共服 2 个疗程。

【功效主治】 养阴益气，化痰清热。适用于治疗慢性咽炎。

【临床应用】 治疗慢性咽炎患者 216 例，治愈 89 例，显效 73 例，有效 29 例，无效 25 例，总有效率为 88.4%。

【经验体会】 本方用玄参、沙参、天花粉以养阴益气，清热润燥为主药；桔梗宣肺利咽，且行药直达病所(咽)；半夏、白僵蚕、茯苓化痰散结降逆；蝉蜕擅解外感风热，有抗过敏作用；黄芩、黄连清肺胃之余热；苏梗、干姜、厚朴温散利咽，以避养阴碍邪之害；枇杷叶降肺、胃之气；甘草调和诸药，且有甘缓利咽止痛之用。本方寒温并用，虚实同治，养阴化痰，升清降浊，正符合目前慢性咽炎之病机，故能取得很好的疗效。

【方剂出处】 田友谊等．利咽化痰汤治疗慢性咽炎 216 例．实用中医药杂志，2004，20(11)：624

加味半夏厚朴汤

【药物组成】 半夏、厚朴、桔梗、紫苏叶各 9 克，麦冬、石斛、荆芥各 10 克，玄参 20 克，生地黄

30 克，甘草 6 克。

【随证加减】 胁痛明显者，加川楝子、延胡索各 10 克；胸闷痛者，加瓜蒌、薤白各 12 克，枳壳 10 克；腹胀纳差者，加木香 5 克，陈皮、山楂各 10 克；恶心、咳吐痰涎者，加代赭石（先煎）30 克，砂仁（后下）10 克；少气懒言者，加黄芪 30 克。

【制作方法】 上药加水适量煎煮，连煎 2 次，取汁去渣，将 2 次药汁合并。每日 1 剂，分 2～3 次温服。

【功效主治】 行气散结，化痰利咽，养阴降火。治疗慢性咽炎属痰气郁结，阴虚火旺者。

【临床应用】 临床治疗 68 例，痊愈 43 例，显效 20 例，无效 5 例，总有效率为 92.6%。疗程最短 12 天，最长 36 天。

患者，女，43 岁，于 2005 年 10 月初诊。患者咽部异物感，发干发痒，微痛，伴干咳 1 年，1 周前吵架后加重。曾做食管钡剂透视未见异常，服用罗红霉素、六神丸、咳特灵等药物，均无明显疗效，遂求中医治疗。患者咽部微痛，有异物感，咽干发痒，咳嗽有痰，咽中如有物阻塞，咳吐不出，咽之不下，胸胁满闷隐痛，心烦易怒。查体：咽黏膜充血，有散在滤泡增生，舌红苔滑腻，脉弦细略数。中医诊断：喉痹（痰气郁结，阴虚火旺型），西医诊断：慢性咽炎。病机属痰气郁结，阻滞胸膈，虚火上炎，熏蒸咽喉。治当行气散结，降逆化痰，养阴生津，清热利咽。处方：半夏、厚朴、桔梗、紫苏叶各 9 克，麦冬、石斛、牛蒡子、荆芥、薤白各 10 克，瓜蒌 12 克，茯苓 15 克，玄参 20 克，生地黄 30 克，甘草 6 克。服 6 剂后，咽中不适症状明显减轻，胸胁满闷隐痛症状基本消失，原方去瓜蒌、薤白，再服 6 剂，诸症消失，随访 1 年，未再复发。

【经验体会】 方中制半夏、厚朴合用可行气消痰，郁结开散；茯苓健脾渗湿化痰；紫苏叶辛香行气，理肺疏肝，助半夏、厚朴之用；生地黄、玄参、麦冬、石斛润肺养胃，并清虚火使胃阴得养，肺津得以输布，虚火自敛；牛蒡子清热解毒利咽，肃清体内余毒；桔梗开宣肺气，利胸膈咽喉；荆芥是治咽良药，有大量清润药物，则不嫌其温燥；甘草养胃气，培土生金，生阴水而降火邪，调和诸药，缓解药物的不良反应。诸药合用，共奏行气散结，养阴降火，消痰利咽之功效。促进局部血液循环，改善炎症的充血、水肿和黏膜增生状况，增强抵抗力，使炎症消除，咽部不适症状消失。

【方剂出处】 周斌．加味半夏厚朴汤治疗慢性咽炎 68 例．中国社区医师，2007，23(322)：45

加味逍遥散

【药物组成】 柴胡、当归、半夏、厚朴、桔梗各10克，白术15克，白芍20克，茯苓30克，薄荷(后下)6克，甘草5克。

【随证加减】 气郁者加香附，咽痛咽干者加射干、玄参、黄芩，睡眠不安者加夜交藤、珍珠母，气虚合补中益气汤加减。

【制作方法】 上药加水适量煎煮，连煎2次，取汁去渣，将2次药汁合并。每日1剂，分2～3次温服。2周为1个疗程，治疗1～2个疗程。

【功效主治】 疏肝养血，理气化痰，开郁散结。治疗慢性咽炎属肝郁痰湿者。

【临床应用】 本方治疗68例患者，治愈52例，占76.4%；好转12例，占17.6%；无效4例，占6.0%，总有效率为94%。

患者，女，38岁，于1998年8月12日来我院就诊，自述咽喉部如有痰紧堵，咽之不下，吐之不出，难受不适半年余。病初，自觉喉中气逆感，时常恶心，用力咳嗽无物吐出，总觉有物塞感，不由自主做吞咽动作，越吞越有物塞感，怀疑得了不治之症，精神恍惚，夜不能寐，吞咽饮食正常。曾多方治疗，未收到明显疗效。近因家事烦恼，心情忧郁，喉中窒息感明显，咽干喜饮，咽红不肿，心烦不寐，胸闷不畅。经我院上消化道X线钡剂检查无异常，体检：舌淡红苔白腻，咽峡部有轻度充血，可见淋巴滤泡增生，脉弦细。心、肺听诊无异常，腹软，肝脾未触及，未触及包块。诊断：慢性咽炎（肝郁痰湿型）。治宜疏肝解郁，清痰利咽。处方：柴胡、当归、白术、桔梗、射干各10克，白芍、郁金、玄参各15克，茯苓、夜交藤各30克，薄荷（后下）6克，甘草5克。每日1剂，连服6剂，诸症大减，效不更方，又服上方3剂，诸症悉除而愈。

【经验体会】 本病的发生与中医所谓的肝气有密切关系。肝属木，性喜条达，为藏血之脏，体阴而用阳。若忧虑太过，情志不遂，则肝失条达而郁结，肝郁则易伤阴血，肝失柔和，肝用则亢，肝郁抑脾，运化失常，聚湿成痰，气滞于痰阻。肺、胃宣降功能失常，痰气凝结于咽部，而梅核气作焉。故肝郁脾虚是其本，痰气郁结是其标。采用逍遥散加减，方中柴胡、香附、薄荷疏肝解郁，顺其条达，伐其郁结之气，即“木郁达之”之义；当归、白芍柔肝养血；玄参、射干滋阴利咽；白术、茯苓健脾燥湿，以杜生痰之源；苏梗、桔梗、黄芩理气化痰，宣郁散结；夜交藤、珍珠母平肝宁神。诸药合用，可使肝体得和，肝用不亢，气舒痰化，为补散并用、标本兼顾之剂，故疗效满意。

【方剂出处】　戴春喜．加味逍遥散治疗慢性咽炎 68 例临床观察．海南大学学报自然科学版，2004，22(2)：173

半夏厚朴汤

【药物组成】　半夏、茯苓各 12 克，厚朴 9 克，生姜 9 克，紫苏叶 6 克。

【随证加减】　体虚者，加人参 10 克，黄芪 15 克。

【制作方法】　上药加水适量煎煮，连煎 2 次，取汁去渣，将 2 次药汁合并。每日 1 剂，不拘时呷少量含咽，使药力持久作用于咽部。7 天为 1 个疗程，一般治疗 1～3 个疗程。

【功效主治】　行气散结，降逆化痰。用于治疗慢性咽炎属痰气郁结者。

【临床应用】　临床治疗 36 例，治愈 28 例，好转 6 例，无效 2 例，总有效率为 94.4%。

【经验体会】　慢性咽炎属于中医喉痹范畴，为气血郁滞，痰瘀互结而致，若喉底颗粒较多，亦称“帘珠喉痹”。上方中半夏、茯苓化痰开结，厚朴、紫苏叶行气开郁，生姜辛温散结。诸药合用，共奏行气散结、降逆化痰之功，故而获效。

【方剂出处】 陈术红等。半夏厚朴汤治疗慢性咽炎36例,中国民间疗法,2004,12(1):54

启膈散加味

【药物组成】 南沙参、茯苓、浙贝母各20克,丹参30克,郁金15克,砂仁壳、杵头糠各10克,荷叶蒂7枚。

【随证加减】 咽痛充血者,加桔梗20克,山豆根15克,射干15克;胸闷胁痛者,加香附、厚朴各15克,枳壳30克,紫苏叶10克;咳痰多者,加制天南星、半夏各15克,海浮石20克。

【制作方法】 上药加水适量煎煮,连煎2次,取汁去渣,将2次药汁合并。每日1剂,分2～3次温服。5天为1个疗程。

【功效主治】 滋阴清热,开郁散结。用于治疗慢性咽炎属阴虚痰郁者。

【临床应用】 临床治疗62例,痊愈38例,占61.3%;有效23例,占37.1%;无效1例,占1.6%;总有效率为98.4%。

李某,女,32岁。患者曾多次在省、市医院经喉镜等检查,确诊为慢性咽炎,用多种西药内服、外用治疗2年,反复不愈,于2001年5月21日诊治。临诊:咽部有异物梗阻感,咽之不下,咳之不出，微痛，胸闷不适，舌淡红，苔薄黄，脉弦细。此乃肝郁气滞，湿阻化热。治宜解郁行气，清热利咽。用上方加厚朴、半夏、香附各 15 克，桔梗 20 克，射干 10 克。5 剂，每日 1 剂，水煎取汁，分 2 次徐徐饮服。上药服后，诸证明显减轻，喉痛已愈，效不更方，按原方继服 10 剂而痊愈，随访 1 年未复发。

【经验体会】 慢性咽炎属于中医“梅核气”范畴，多因气郁伤肝，肝气上犯与湿痰相结喉咽部，阻滞络脉，郁久化热而成咽痛、局部充血增生。《医学心悟》启膈散有滋阴清热、开郁散结、活血祛瘀之功，加桔梗、山豆根、射干以解毒利咽，香附、厚朴、枳壳、紫苏叶以行气除满，制天南星、制半夏、海浮石以化痰软坚。

【方剂出处】 杨修策．启膈散加味治疗慢性咽炎 62 例．国医论坛，2003，18(1)：19

增液理气活血汤

【药物组成】 麦冬、桔梗、牛蒡子、丹参、赤芍、香附各 15 克，玄参、甘草各 20 克，白僵蚕、夏枯草、海藻、川牛膝各 12 克。

【随证加减】 若外感风寒，咽部肿痛者加金银花、连翘、射干，伴胸闷、嗳气者加柴胡、枳壳，失眠多梦者加酸枣仁、远志、夜交藤，痰多黏稠者加浙贝母、杏仁、竹沥，咽中梗塞感重者加山慈姑、路路通等。

【制作方法】 上药加水适量煎煮，连煎 2 次，取汁去渣，将 2 次药汁合并。每日 1 剂，分 2～3 次温服。治疗期间停用其他药物，消除患者顾虑，禁烟酒，尽量不食或少食甜腻、辛辣食物，减少局部刺激，并嘱预防感冒，10 天为 1 个疗程，连续应用 1～3 个疗程。

【功效主治】 理气化痰，消郁散结。用于治疗慢性咽炎。

【临床应用】 临床治疗 76 例，经用本法治疗 1～3 个疗程，其中治愈 54 例，占 71.1%；显效 15 例，占 19.7%；有效 6 例，占 7.9%；无效 1 例，占 1.3%。总有效率为 98.7%。

【经验体会】 中医治疗慢性咽炎，比西医有独特疗效。中医学认为，慢性咽炎属“喉痹”范畴，多因外邪侵袭日久，致肺、肝、肾 3 脏受损，痰气搏结于咽喉所致。其中，以阴虚为本，治疗注重养阴生津。咽喉的生理特征为“以通为用，以利为顺”，气郁、痰结、血瘀每能痹阻咽喉，故而“不通则痛”，因此治疗慢性咽炎除养阴生津外，还应注重调理气机，消郁散结。方中玄参、麦冬、生地黄滋养肺阴，津生液增，咽部干燥可除。丹参、赤芍、川牛膝活血祛瘀，且川牛膝能引瘀散于下，瘀化则血活，血流不凝，结散则咽利痛消。海藻、白僵蚕消痰散结，使痰化结散，血脉通畅，痰利不阻，则咽部梗塞可除。夏枯草消痰散结，且长于宣泄肝之郁火，畅利气机。桔梗、香附调畅气机，且桔梗能宣降肺气，引药上行，使药物直达病所。牛蒡子清利咽喉。现代药理研究证实：桔梗粗皂苷对黏膜的刺激，能引起分泌增加，具有保护作用，能防止黏膜受到外界的刺激，从而促使炎症过程的吸收。海藻可使肿块缩小，能软坚，消除增生的淋巴滤泡。夏枯草对葡萄球菌、溶血性链球菌有抑制作用，为治疗咽喉痛之要药，故而诸药合用而奏效。

【方剂出处】 史春和．增液理气活血汤治疗慢性咽炎 76 例．实用中医内科杂志，2006，20(3)：283

射萼汤

【药物组成】 射干、桔梗、泽兰、麦冬各 10 克，绿萼梅 8 克，川贝母 9 克，甘草、薄荷（后下）各 6 克，昆布、百合、丹参各 15 克。

【制作方法】 上药加水适量煎煮，连煎 2 次，取汁去渣，将 2 次药汁合并。每日 1 剂，分 2～3

次温服。7天为1个疗程。

【功效主治】 滋阴润喉,化痰散结。适用于治疗慢性咽炎属阴虚痰结者。

【临床应用】 临床治疗56例,显效(自觉症状消失,咽部无充血,无淋巴滤泡增生)29例;有效(自觉症状明显减轻,咽部尚有轻度充血及淋巴滤泡增生)23例;无效(自觉症状及体征均无明显改善)4例。总有效率为92.9%。

周某,男,53岁,2002年5月9日就诊。患慢性咽炎6年,经中、西药治疗效果不佳。近日出现喉中灼痛、发痒,阵发性干咳,声嘶。检查:咽部充血,色深红,咽后壁见淋巴滤泡增生。处方:射干、山豆根、桔梗、泽兰、麦冬各10克,绿萼梅8克,川贝母9克,甘草、薄荷(后下)各6克,丹参、昆布、百合各15克。服药3剂,症状明显减轻,咽部充血减轻。继服上方5剂,上症消失。遂去山豆根,加牡蛎(先煎)30克,夏枯草15克,并嘱其戒烟酒、辛辣食物,再服1个月。复查咽后壁淋巴滤泡消失,随访1年未复发。

【经验体会】 慢性咽炎属于中医喉痹范畴,系虚火上炎,灼津成痰,痹阻咽喉经络所致。常因感受时邪,恣食辛辣,烟酒过度等因素诱发而症状加重,形成痰热标实之证。射萼汤中,射干、薄荷清散咽中热毒；桔梗、川贝母化痰散结；绿萼梅善解咽郁；昆布理气软坚；泽兰、丹参通瘀行痹；百合、麦冬滋阴润喉。诸药合用，标本同治，使痰热得化，郁滞得通，咽喉经脉气血通利，则喉痹自消。

【方剂出处】 鲁银槐．射萼汤治疗慢性咽炎56例．湖北中医杂志，2005，27(11)：48

旋覆代赭合半夏厚朴汤

【药物组成】 旋覆花（包煎）、半夏、茯苓、厚朴、紫苏、乌梅炭、桔梗、生姜、浙贝母各10克，代赭石（先煎）、丹参各30克，人参、甘草各6克，大枣5枚。

【随证加减】 热甚者，去人参加玄参、山豆根各15克；气郁甚者，加柴胡、香附、川芎各10克；兼胃热嘈杂者，加吴茱萸、黄连各6克。

【制作方法】 上药对水1000毫升，武火煎至400毫升，再文火浓缩至250毫升，滤出后装保温瓶内备用；再将药渣对水1000毫升，煮法同前，至250毫升滤出与前次药液混合。每次饮1口，徐徐咽下，隔1～2分钟喝1次。早晚各服250毫升。每日1剂。6剂为1个疗程，服药期间忌烟、酒、茶等刺激性食物。

【功效主治】 疏肝理气，化痰散结。用于治疗慢性咽炎属痰气郁结者。

【临床应用】 临床治疗418例,其中痊愈294例,占70.4%;显效82例,占19.6%;无效42例,占10.0%。总有效率为90.0%。服药最少3剂,最多12剂。

张某,男,35岁,1996年4月就诊。自诉近2个月来自感喉痒,咽中不适,似有物堵塞,胸闷,时时呃气,不思饮食,多处求医不见好转。检查:两侧扁桃体及悬雍垂水肿,咽后壁及两侧有滤泡增生。舌淡,苔白滑,脉弦。此为肝郁气滞,运化失职,停液为痰,结于咽喉而致,治应疏肝理气,化痰散结。用旋覆代赭汤合半夏厚朴汤加柴胡、香附、川芎。6剂而愈。

【经验体会】 通过临床观察可以看出慢性咽炎多发于35～55岁之间的中年人,并且女性较多。这是由于中年人的社会责任与义务较多,在家庭中占主导地位,家庭关系复杂,心理压力较大,加上女性看待问题微观思维缜密,不能客观看待问题,极易为情志所伤,从而影响气机的正常运行,致使肝郁乘脾,运化失职,聚湿生痰,痰气交阻,郁结咽喉而致本病。旋覆代赭汤与半夏厚朴汤出自《伤寒杂病论》,前者原方主治伤寒表证误治而致的“心下痞硬,噫气不除”者,后者原方主治

“妇人咽中有炙脔”者，这与本病病机相合，两方合用相得益彰，因此取得较好疗效。

【方剂出处】 彭光超．旋覆代赭汤合半夏厚朴汤治疗慢性咽炎418例．河南中医，2006，26(4)：16

泻肝利咽汤

【药物组成】 败酱草30克，威灵仙20克，海蛤壳（打碎，先煎）、海浮石（打碎，先煎）各15克，沙参、麦冬各12克，青黛（包煎）、牛蒡子、蝉蜕、桔梗、桃仁各10克，生大黄（后下）、生甘草各6克。

【随证加减】 有干咳者，加百合30克，炙枇杷叶10克；有白色黏痰者，加白芥子、紫苏子各10克；有黄色黏痰者，加鱼腥草15克，川贝母10克。

【制作方法】 上药加水适量煎煮，连煎2次，取汁去渣，将2次药汁合并。每日1剂，分2～3次温服。

【功效主治】 泻肝火、养肺阴、化顽痰、祛瘀血、利咽喉。用于治疗慢性咽炎属肝火痰瘀结于咽喉者。

【临床应用】 临床治疗39例，痊愈25例，好转14例，总有效率为100％。

王某，女，41岁，于2000年3月就诊。主诉咽干、咽痒、咽部异物感反复发作3年，时有干咳或咳少量白色黏痰，多发于讲课多时。曾就诊于多家医院的耳、鼻、喉科，均被诊断为："慢性咽炎"。给以口服"消炎药、清热利咽含片类"等药物治疗，症状可暂时减轻，但过后又复发。近1周因讲课较多再次发作，自觉咽干，咽痒，咽部异物感，吞之不下，吐之不出，时有阵发性咳嗽，咳少量白色黏痰，咳痰不利。查体：咽部轻度充血，咽后壁有少量淋巴滤泡，两侧扁桃体无肿大。舌质略红，苔薄白，脉细略弦。中医辨证：梅核气，为肝火郁结，火邪伤阴，痰血瘀阻咽喉。原方中加白芥子、紫苏子各10克。服4剂后，诸症明显减轻，前方中沙参、麦冬加至15克并加玄参15克继服5剂后，诸症完全缓解。查体：咽部未见异常。嘱其服"麦味地黄丸"2周以善后，随访2年无复发。

【经验体会】 本方以青黛、败酱草、牛蒡子清肝泻火，清热解毒凉血。沙参、麦冬清肺热，养肺阴，生津，润肠通便，治燥热伤阴。牛蒡子、蝉蜕、桔梗疏散风热，解表利咽，宣肺祛痰，疗音哑。海蛤壳、海浮石清肺化痰，软坚散结，消肿，除上焦痰热及老痰胶黏积块。桃仁、威灵仙、生大黄破积行瘀，通经活络，泻热通肠，凉血解毒，消痰水，利咽喉。生甘草补脾，润肺，解毒，缓急，调和诸药。

【方剂出处】 张竞．泻肝利咽汤治疗慢性咽炎39例．陕西中医，2006，27(8)：912

朱氏清咽汤

【药物组成】 党参、白术、茯苓、桔梗各12克，玄参15克，薄荷（后下）、诃子、金银花、木蝴蝶、白僵蚕各6克，甘草3克。

【随证加减】 口咽干燥，不喜多饮者，加麦冬、沙参各10克；欲饮喜温者，加生地黄、牡丹皮各10克；咽痛剧烈者，加牛蒡子10克；咳吐白痰者，加紫苏子10克，半夏9克；咽痒明显者，加蝉蜕6克；异物感明显者，加半夏、厚朴各6克；易感冒、乏力者，加黄芪15克。

【制作方法】 上药加水适量煎煮，连煎2次，取汁去渣，将2次药汁合并。每日1剂，分2～3次温服。10天为1个疗程。

【功效主治】 健脾化湿，宣肺祛痰。用于治疗慢性咽炎属气虚痰湿者。

【临床应用】 临床治疗90例，治愈23例，显效30例，有效31例，无效6例，总有效率为93.3%。

李某，女，31岁，2004年12月6日初诊。患者咽痛3年，时轻时重，或觉咽干，但不思饮，或感有痰附着于喉壁，难以咳出。饮食如故，大便时溏。检查：咽黏膜慢性充血，咽侧索肥厚，咽后壁有淋巴滤泡增生，舌质淡苔腻，脉平。中医诊断为虚火喉痹，治以健脾化湿，祛痰利咽。予上方加减：党参、白术、茯苓、麦冬各 10 克，玄参、桔梗各 12 克，薄荷（后下）、诃子、牛蒡子各 6 克，白僵蚕 5 克，甘草 3 克，6 剂，水煎服。1 周后咽痛等症状明显减轻，上方减牛蒡子、白僵蚕，加山药 10 克，金银花 6 克，继续服用 2 周，上述症状完全消失。

【经验体会】 笔者在临床观察中发现，随着现代人生活水平的提高，过食肥甘滋腻、烟酒等刺激之品而致脾胃元气损伤，清阳不升，浊阴失降，化源不足，精微上承不足，咽喉失去津液濡润而引起的虚火喉痹越来越多。《素问阴阳类论》云："咽喉干燥，病在脾土。"咽喉的生理特点是经脉循行集聚之处，又是脾胃之门户，无论生理上还是病理上多与肺及脾胃关系密切。故针对脾胃致病的机制，从脾、胃、肺立论，选用本方辨证治疗，既可清除咽部炎症，又可调理机体免疫功能，以利康复。方中党参补中益气，扶脾养胃；白术健脾燥湿以资运化；茯苓渗湿并辅助白术以健脾，三药为君药。臣药桔梗、诃子升提肺气，清利咽喉；薄荷、金银花清热解毒，消肿止痛，均为治疗咽喉肿痛之要药。

翘以清热解毒止痛；失眠者，加茯神、远志安神定志；进食发噎而夹瘀者，加丹参、桃仁以活血化瘀；咽部有息肉者，加夏枯草、山慈姑、海藻、昆布软坚散结。

【制作方法】 上药加水适量煎煮，连煎 2 次，取汁去渣，将 2 次药汁合并。每日 1 剂，分 2～3 次温服。连续服药 20 剂为 1 个疗程。

【功效主治】 疏肝解郁，清热化痰，利咽散结。用于治疗慢性咽炎属肝郁痰热者。

【临床应用】 临床治疗 68 例，痊愈 34 例，有效 31 例，无效 3 例，总有效率为 95.6%。

【经验体会】 中医学认为，咽喉上连口腔，下通肺、胃，是经脉循行的要冲，与肺、胃、肝的关系密切。若肝气郁结，疏泄升降失常，则影响咽喉正常生理功能；若肝气郁结，肝木犯脾，可致肝脾不和，运化失常，水聚成痰，痰气互结，上逆于咽喉，出现咽喉不利，或有异物感。

笔者认为，慢性咽炎以肝气郁结，痰湿内聚为常见。治疗应以疏肝解郁，清热化痰祛湿，利咽散结为主。银芩利咽汤中金银花、黄芩清热解毒，半夏、桔梗、陈皮宣肺化痰祛湿，厚朴、郁金理气疏肝解郁，当归、川芎行气活血祛瘀，甘草调和诸药。射干为方中要药，其味苦寒，有降泻火热之功。治疗的同时，应嘱患者忌食辛辣刺激之品，戒烟、酒，忌大声喧叫，并须注意锻炼身体。

【方剂出处】 张广武．银芩利咽汤治疗慢性咽炎68例．湖北中医杂志，2003，25(11)：39

利咽活血汤

【药物组成】 桔梗、牛蒡子各10克，赤芍、山豆根、草河车各15克，甘草3克。

【随证加减】 若兼外感风寒，咽痒咳嗽，头痛鼻塞，畏寒无汗，咽红不著者，可加防风、荆芥、杏仁；若兼外感风热，咽痒咳嗽，咽喉肿痛，咽喉有脓性或黏稠分泌物者，加金银花、连翘、板蓝根、蒲公英等；若兼阴虚肺燥，干咳少痰，咽痒干痛，声音嘶哑，咽部充血，滤泡增生少津，或咽干燥，黏膜萎缩，舌红少津，脉细或兼数者，酌加玄参、麦冬、北沙参、生地黄、枇杷叶、百部等；若咽部有淋巴滤泡增生和肥厚者，酌加水红花子、生薏苡仁、皂角刺、浙贝母等软坚化瘀祛痰。

【制作方法】 上药加水适量煎煮，连煎2次，取汁去渣，将2次药汁合并。每日1剂，分2～3次温服。

【功效主治】 清热解毒，利咽活血。治疗慢性咽炎。

【临床应用】 临床观察本病30例，病程最短3个月，最长7年。其中慢性单纯性咽炎15例，慢性肥厚性咽炎9例，慢性干燥性咽炎6例。结果：显效（治疗后症状消失，咽部红肿充血、滤泡增生、黏膜肥厚或变薄、黏膜表面发光等检查有明显好转，半年内无复发）17例，占56.7%；有效（症状基本消失或明显减轻咽部检查有改善）7例，占23.3%；无效（症状与局部检查和治疗前无明显改善）6例，占20%；总有效率为80%。

【经验体会】 方中牛蒡子、桔梗、山豆根、甘草清热解毒利咽，草河车、赤芍清热活血利咽。全方共奏清热解毒，活血利咽之功。

【方剂出处】《中国现代名医验方荟海》

解郁利咽汤

【药物组成】 法半夏、石菖蒲、厚朴各9～12克，茯苓10～15克，丹参15～30克，玄参15克，枳壳、金果榄各12克，山豆根、桔梗各9克，薄荷（后下）、甘草各6克。

【随证加减】 咽部充血明显者，加板蓝根20～30克；舌质边有瘀斑瘀点者，丹参用大量，再酌加牡丹皮（或赤芍）15克；病久伤阴，舌红少苔者，半夏、厚朴用小量，再加生地黄15～20克，麦冬 15 克；阴虚火旺者，可兼服知柏地黄丸。

【制作方法】 上药加水适量煎煮，连煎 2 次，取汁去渣，将 2 次药汁合并。每日 1 剂，分 2～3 次温服。

【功效主治】 行气化痰，清热利咽，活血化瘀。治疗慢性咽炎，症见自觉咽干咽痛，或咽部异物感明显，胸部窒闷，经久不愈。检查咽部充血较明显者。

【经验体会】 方中法半夏、厚朴、茯苓、枳壳行气化痰，桔梗、金果榄、山豆根、薄荷、甘草清热解毒利咽，玄参养阴清热利咽，丹参活血化瘀，石菖蒲化痰利窍。全方共奏清热解毒，养阴利咽，行气化痰，活血化瘀之功效。

【方剂出处】《中国现代名医验方荟海》

利咽汤

【药物组成】 白术、陈皮、制半夏、香附、小茴香、乌药、射干、山豆根、知母、桔梗各 10 克，云茯苓、牛蒡子各 12 克，广木香 6 克，甘草 3 克。

【随证加减】 咽干甚者，改小茴香为佛手 15 克，去木香、加天花粉 12 克；失眠者，加夜交藤 30 克；舌质红者，去小茴香、乌药，加牡丹皮 15 克；胃脘疼甚者，加延胡索 12 克。

【制作方法】 上药加水适量煎煮，连煎2次，取汁去渣，将2次药汁合并。每日1剂，分2～3次温服。一般服15～20剂后咽部异物感消失，或时有时无，基本消失，再用乌梅肉每日10克煎汁，加白糖适量当茶冲服，可收根治本病之效。治疗期间忌食油腻及刺激性食物。

【功效主治】 疏肝理气和胃，清利咽喉。治疗慢性咽炎。症见咽干，吞咽涎液，咽喉发紧，有异物感，胸闷气短，有时胃脘疼痛，时轻时重，每遇精神刺激症状加剧。临床检查：病史短者，咽部充血色红；久病者咽部暗红，舌根有滤泡。舌质淡，舌体稍胖，苔薄白，脉弦。钡餐检查90%患者梨状窝有存钡。

【临床应用】 本方治疗慢性咽炎148例，痊愈112例，占75.7%；显效36例，占24.3%；总有效率为100%。

【经验体会】 本方用香附、乌药、小茴香疏肝理气；白术、茯苓、陈皮、半夏健脾和胃豁痰；山豆根、射干、牛蒡子、桔梗清热利咽，解毒消肿；知母滋阴降火，除烦止渴。症状基本消失后，改为乌梅肉煎汁当茶饮，以益阴敛肝，防其复发。

【方剂出处】 《中国现代名医验方荟海》

慢性咽炎散

【药物组成】 炙白僵蚕、炙全蝎、黄连各 8 克，炙蜂房、金银花、代赭石、生牡蛎各 12 克，木蝴蝶 6 克。

【制作方法】 上药共研极细末，分作 20 包备用。每服 1 包，每日 2 次。饭后 2 小时用生地黄、麦冬、玄参各 6 克，泡茶送服。因药粉略有苦味，可加白糖矫味。

【功效主治】 清热利咽，化痰散结。适用于治疗慢性咽炎，症见咽痒，微痛而干。

【临床应用】 某女，38 岁。患慢性咽炎已四、五年，迭治未愈，咽部梗然不爽，连讲两节课后，咽部更感不适，发音欠扬，影响教学。舌质红苔薄，脉弦细而数。此阴虚喉痹也，予慢性咽炎散。服后 3 日，咽部即感轻松爽利，药未尽剂即平。

【经验体会】 本方适用于肺阴不足，木火刑金，邪毒滞于咽部者。方中炙白僵蚕、炙全蝎、炙蜂房可解毒散结，通络祛风；黄连、金银花、木蝴蝶清热解毒以利咽；代赭石、生牡蛎清肝热，软坚散结。诸药配伍，共奏清热解毒，软坚散结，通络祛风的作用。用生地黄、麦冬、玄参以养肺阴，肺阴得养，咽之邪毒得去，则咽喉自利。

【方剂出处】《中国现代名医验方荟海》

咽舒汤

【药物组成】 川芎15克,丹参18克,当归、桃仁、赤芍、射干各10克,桔梗、桂枝各5克,甘草8克。

【制作方法】 上药加水适量煎煮,连煎2次,取汁去渣,将2次药汁合并。每日1剂,分2～3次温服。15剂为1个疗程。

【功效主治】 活血化瘀利咽。适用于慢性咽炎,属瘀血阻咽者。

【经验体会】 方中川芎、丹参、当归、桂枝、桃仁、赤芍活血化瘀利咽,射干清热解毒利咽。桔梗、甘草清热利咽,二药组合为治咽名方。全方共奏活血化瘀,清热利咽之功。

【方剂出处】《中国现代名医验方荟海》

牛薄糖块

【药物组成】 牛蒡子、全瓜蒌各60克,薄荷、薤白、风化硝、海藻、昆布、山慈姑、藏青果、桃仁、杏仁、川郁金、枳壳、枳实、牡丹皮、丹参、郁李仁、橘红、川黄连、厚朴、苦桔梗各30克,海蛤壳45

克，青黛、草河车、柴胡、藏红花、马勃各 15 克，白糖 1 000 克。

【制作方法】 将上药共研细末，用糖融合制成糖块或糖球，每次含化 9 克，每日 10 次左右。

【功效主治】 清热化痰，开郁利咽。用于治疗慢性咽炎，症见咽中似有物阻塞，吐之不出，咽之不下。

【方剂出处】《五官科病秘验单方集锦》

金贝丸

【药物组成】 广郁金 70 克，川贝母 60 克，白矾 30 克，制半夏 40 克。

【制作方法】 将上药研极细末，过 100 目筛，水泛为丸，如莱菔子大。每次服 4～6 克，温开水送服，早晚各服 1 次，持续服用 1～2 个月。服药期间，忌食肥甘，以免生痰化火。

【功效主治】 化痰清热。适用于治疗慢性咽峡炎，症见咽喉疼痛，咽峡暗红，肿不明显，稍多讲话则感咽喉不适。

【临床应用】 戴某，男，31 岁。患咽喉痛已 2 年，西医诊断为慢性咽峡炎，中西药物治疗均无显效，纳食、二便正常。于 1999 年 3 月 14 日就诊。检查：咽喉部呈暗红色不肿，舌苔薄腻色黄，脉弦。

证属痰热久蕴，上蒸咽喉所致。予金贝丸 1 料，每服 4 克，温开水送下，早晚各 1 次。服上药丸后咽痛渐减轻，效不更方，后又配制该药丸 1 料服用，病告痊愈。

【经验体会】 慢性咽峡炎，中医有阴虚、血虚、气虚、痰火之分。本方适用于因痰火为患者。方中广郁金行气化痰，白矾祛痰开闭，制半夏燥湿化痰，川贝母清热散结化痰。全方共奏清热燥湿，行气化痰之功效。

【方剂出处】《中国现代名医验方荟海》

紫地散

【药物组成】 紫荆皮、生地黄各 6 克，茜草 3 克，牡丹皮、荆芥、防风、桔梗、赤芍各 2.4 克，灯心草 4 克，薄荷(后下)、生甘草各 1.8 克，细辛 1.2 克。

【制作方法】 先把上药用水浸泡 30 分钟，放火上煎煮 10～20 分钟，每剂煎煮 2 次，将 2 次药汁混合，备用。每日 1 剂，分 2 次温热服。服药期间，忌烟酒、炙煿辛辣之品。

【功效主治】 活血凉血，宣肺利咽。用于治疗慢性咽炎，症见咽干、微痛、声音略嘶哑等。

【临床应用】 董某，男，五旬余，患慢性咽炎，经用中、西药治疗均不效，经服用上方数剂而愈。

【经验体会】 方中紫荆皮、生地黄、牡丹皮、茜草、赤芍、灯心草清热凉血活血，荆芥、防风、薄荷疏风宣肺解表，甘草、桔梗清热解毒利咽，细辛解表宣肺利咽。全方共奏清热凉血，疏风解表，宣肺利咽之功。对于慢性咽炎，证属阴虚有热，复受风邪者为本方所治。而属阳虚、血虚、气虚、气滞所致喉痹者不宜。

【方剂出处】《中国现代名医验方荟海》

六味地黄汤

【药物组成】 熟地黄 24 克，山药、山茱萸各 12 克，泽泻、茯苓、牡丹皮各 10 克。

【随证加减】 虚火甚者，熟地黄改生地黄；食少便溏者，熟地黄有滞脾碍胃之弊，应合用砂仁、白豆蔻等醒脾和胃之品。

【制作方法】 上药加水适量煎煮，连煎 2 次，取汁去渣，将 2 次药汁合并。每日 1 剂，分 2～3 次温服。

【功效主治】 滋阴补肾。治疗慢性咽炎证属肾阴不足者。症见咽干微痛，口燥，咽后壁淋巴滤泡增生，黏膜暗红，舌红少苔，脉细数。

【临床应用】 本方治疗慢性咽炎 30 例，治愈 9 例，好转 16 例，无效 5 例，总有效率 83.3％。

【经验体会】 本方主要用于治疗慢性咽炎属肾阴不足者。方中熟地黄、山药、山茱萸补肾、肝、脾之阴，着重滋补肾阴，以治其本；合以泽泻、茯苓、牡丹皮泻虚火、湿热之有余，以为反佐；三补三泻，以补为主，为其配伍特点。

【方剂出处】《中医历代名方集成》

七味地黄丸

【药物组成】 熟地黄 240 克，山茱萸、山药各 120 克，牡丹皮、茯苓、泽泻各 90 克，肉桂 30 克。

【制作方法】 上药共为末，炼蜜为丸，如梧桐子大，每次服 9 克，空腹时淡盐汤送下，每日 2 次。

【功效主治】 滋补肾阴，潜降虚火。治疗慢性咽炎属肾阴不足，虚火上炎者。症见咽干微痛，黏膜暗红，咽后壁淋巴滤泡增生，舌红少苔。

【经验体会】 方中山药、山茱萸、熟地黄滋阴补肾，以治其本；合以泽泻、牡丹皮、茯苓泻虚火、除湿浊，祛之有余；以为反佐，入肉桂可引火归源。全方共奏滋阴补肾，潜降虚火，引火归源，咽部诸症得除。

【方剂出处】《摄生秘剖》

归原方

【药物组成】 肉桂粉(另吞)3克,生地黄13克,麦冬20克,北沙参15克,金石斛9克,龟版12克,磁石(或牡蛎)30克,炒黄柏12克。

【随证加减】 咽喉干痛明显者,加玄参、花粉各15克;咽痒者,加白僵蚕、蝉蜕各10克。

【制作方法】 上药加水适量煎煮,连煎2次,取汁去渣,将2次药汁合并。每日1剂,分2～3次温服。

【功效主治】 引火归肾原。主治慢性咽炎。症见咽喉经常干痒燥痛,有时吞咽有梗塞感,查其咽喉潮红。

【临床应用】 某男,59岁。患慢性咽炎3年,中、西治疗均无效。中医曾用大剂壮火制水法亦无良效。用引火归原法,治疗2周余,咽喉干痛消失而愈。

【经验体会】 此方乃参合大补阴丸、肉桂七味丸、一贯煎诸方意。在养阴清热基础上加肉桂以同性之药引火归原,更佐以重镇之磁石、牡蛎,使归原之火不致重新上浮,故治疗效果更佳。

【方剂出处】《中医历代名方集成》

加味肾气丸

【药物组成】 肉桂末 1.5 克，熟地黄、山药、玄参各 15 克，泽泻、茯苓、熟附片（先煎）、车前子（包煎）、牡丹皮、山茱萸、牛膝各 10 克，细辛 2 克。

【制作方法】 开水泡 1 小时，慢火煨 2 小时，分两日 4 次服，以 10 剂为 1 个疗程。如服药 5～7 剂，症状完全消失即可停药。

【功效主治】 温补肝肾脾三阴经脉，引火归原。治疗慢性咽炎及口腔炎，症见发作缓慢，咽部或口腔及舌面发生溃烂，色呈淡红或紫暗，溃疡凹陷在黏膜之下，痛亦不甚，饮食勉强能入，屡投滋阴降火药不效，炎症持续数月或经年不退，其特征为两下肢常冷，两足如冰，脉多沉缓。

【经验体会】 本病乃阴寒虚火，循足三阴经上炎而致。故用加味肾气丸，以熟地黄滋阴补肾，山药益肝补脾，山茱萸涩精补肝，茯苓泻脾而交通心肾，泽泻泄膀胱利湿行水，牡丹皮泻火而凉血除烦，肉桂补肾命之火而引火归原，附子收上炎之虚阳，车前子渗膀胱湿热，牛膝引诸药下行，玄参泻无根之火，细辛治口舌之疮。玄参与细辛同为肾经本药，但一寒一热，均治咽喉口舌之病，同捣并用有相互制约之意。更加甘草既能治少阴咽痛，又能调和诸药，使之奏功。

【方剂出处】《中医历代名方集成》

回声汤

【药物组成】 红参10克，制半夏、陈皮、射干各15克，玄参20克，桔梗30克，五味子15克，麦冬15克，生地黄10克，甘草5克。

【制作方法】 上药加水适量煎煮，连煎2次，取汁去渣，将2次药汁合并。每日1剂，分2～3次温服。

【功效主治】 滋补肺肾，清咽利膈，散结行瘀，疏风化痰。用于治疗慢性咽炎。

【经验体会】 方中红参益气生津止渴，麦冬、生地黄、玄参养阴润燥清热，五味子滋阴补肾、止嗽化痰，射干、桔梗清热化痰利咽，陈皮、半夏行气化痰。甘草清热解毒，能治少阴咽痛，又能调和诸药。

【方剂出处】《中医历代名方集成》

阿胶鸡子地黄汤

【药物组成】 阿胶(烊化)、白僵蚕各10克，生山药、生地黄、粳米各30克，鸡子黄(对服)1个，麦冬、炒川贝母、川石斛各15克，猪皮50克，蜂蜜适量。

【制作方法】　上药加水适量煎煮，连煎2次，取汁去渣，将2次药汁合并，烊化阿胶，对入鸡子黄搅匀。每日1剂，分2～3次温服。

【功效主治】　滋阴润燥，清热化痰，祛风利咽。用于治疗慢性咽炎属阴虚津亏，症见咽干燥痛，痰少而干，心烦失眠，头痛耳鸣，舌红少苔，脉细数。

【经验体会】　方中阿胶、生地黄、鸡子黄、麦冬、石斛、猪皮、蜂蜜滋阴润燥清热；白僵蚕、川贝母祛风化痰利肺。全方共奏滋阴润燥，清热化痰，祛风利咽之功。

【方剂出处】　《张聿青医案》

银翘石斛汤

【药物组成】　熟地黄24克，金银花、连翘、石斛、白芍、当归、山药、山茱萸各12克，泽泻、茯苓、牡丹皮各10克

【制作方法】　水煎，每日1剂，分3次服用。

【功效主治】　滋补肾阴，清热解毒。治疗慢性咽炎证属肾阴不足，火热上炎者。证见咽干微痛，黏膜暗红，咽后壁淋巴滤泡增生，舌红少苔。

【经验体会】 方中山药、山茱萸、熟地黄、白芍、石斛以滋补肾、肝、脾之阴，以治其本；合以泽泻、牡丹皮、茯苓泻虚火、除湿浊，祛之有余；入金银花、连翘清热解毒利咽。全方共奏滋阴补肾，清热解毒，利咽生津之功。

【方剂出处】《中医历代名方集成》

加味二至汤

【药物组成】 女贞子、墨旱莲、玄参各 15 克，木蝴蝶、延胡索各 10 克。

【制作方法】 上药加水适量煎煮，连煎 2 次，取汁去渣，将 2 次药汁合并。每日 1 剂，分 2～3 次温服。

【功效主治】 滋补肝肾，养阴清热，利咽止痛。用于治疗慢性咽炎属阴虚津亏者，症见咽干燥痛，口疮，头痛耳鸣，舌红少苔，脉细数。

【临床应用】 治疗慢性咽炎 122 例，显效 41 例，有效 54 例，无效 27 例，总有效率为 77.9%。

【经验体会】 方中女贞子、墨旱莲均为补肝肾要药，药性平和，既不燥热，又不滋腻；加玄参以增滋阴清热之力；伍木蝴蝶清热利咽开音，延胡索化瘀止痛。诸药合用，共奏滋补肝肾，养阴清热，利咽止痛之功。

【方剂出处】《中医历代名方集成》

复方玄参汤

【药物组成】 玄参、野菊花、金银花、甘草各10克，麦冬20克，党参5克。

【制作方法】 上药加水适量煎煮，连煎2次，取汁去渣，将2次药汁合并。每日1剂，分3次，饭前半小时温服。2～3周为1个疗程，共服3～4个疗程。

【功效主治】 清热养阴，解毒散结。用于治疗慢性咽炎。

【临床应用】 治疗慢性咽炎140例，显效84例，有效56例，无效27例，总有效率为80.7%。

【方剂出处】《中医特色疗法与专病专方集萃》

四、中药外治方

紫皮蒜口含方

【药物组成】 紫皮独头蒜1个。

【制作方法】 将大蒜去皮，含口中，待适应后边含边咬大蒜，持续数日。

【功效主治】 清热杀菌。适用于治疗慢性咽炎，也可用于治疗牙痛、声音嘶哑。

【方剂出处】《外治方药速查手册》

咽炎合剂口含方

【药物组成】 大青叶、玄参各 15 克，生地黄 10 克，薄荷(后下)3 克。

【制作方法】 将上药加水煎煮，滤得药液 30～40 毫升。每次喝一口，含口中 2 分钟后吐出，日含数次，坚持 1 个月。

【功效主治】 清热解毒，养阴凉血，散结利咽。适用于治疗慢性咽炎。

【方剂出处】《外治方药速查手册》

青果合剂漱口方

【药物组成】 青果 7～8 个，白矾(如米粒大小)3～4 粒，冰硼散 0.2 克。

【制作方法】 将青果加水煎煮，滤取药汁，对入白矾、冰硼散调溶。每次喝一口含口中漱口，每日数次。

【功效主治】 清热利咽，杀菌解毒。适用于治疗慢性咽炎。

【方剂出处】《外治方药速查手册》

牛硼散

【药物组成】 牛黄1克，硼砂180克，元明粉25克，冰片30克，薄荷冰、朱砂、熊胆各10克，琥珀7克，麝香4.5克，珍珠1克。

【制作方法】 上药共研细末，吹喉内，每次0.5克，每日3次。

【功效主治】 清热解毒，化痰开郁。用于急、慢性咽炎，咽部红肿疼痛，吞咽困难，自觉咽部如炙脔。亦可用于小儿口舌糜烂、疼痛。

【临床应用】 患者王某，女，34岁。自觉咽中如有异物，吐之不出，咽之不下，咽干不欲饮，遇生气加重，服西药消炎无效已迁延1年余。余用牛硼散吹喉，30余次痊愈。

【方剂出处】《五官科病秘验单方集锦》

青硼散

【药物组成】 青黛、硼砂各15克，食盐（微炒）3克。

【制作方法】 共研极细末，装入瓷瓶内，用时吹入咽喉部。

【功效主治】 清热化痰利咽。用于治疗咽喉疼痛，声音重浊、嘶哑，烦躁。

【临床应用】 屡经临床验证，效果颇著。

【方剂出处】 《五官科病秘验单方集锦》

咽宁含片

【药物组成】 玄参3 000克，乌梅、天花粉、瓜蒌皮各2 000克，射干1 000克，川贝母、元明粉各500克，硼砂750克，人工牛黄20克，薄荷脑20克，麝香1克，糖粉适量。

【制作方法】 取前5味药，加水煎煮，制成浸膏；川贝母、硼砂、元明粉、人工牛黄粉碎过100目筛；再加入研细的薄荷脑、麝香，压片制成12 000片。用时取1片，口内含片咽津，每日6次，以12天为1个疗程。

【功效主治】 养阴清热，解毒利咽。适用于慢性咽炎。

【临床应用】 治疗慢性咽炎100例，其中慢性单纯性咽炎50例，痊愈9例，好转37例，无效4例；肥厚性咽炎50例，痊愈9例，好转35例，无效6例，总有效率为90%。

【经验体会】 方中玄参清热养阴润肺，天花粉生津润燥止渴，乌梅酸甘化阴生津，瓜蒌皮清热化痰利气，射干清利咽喉，川贝母清肺化痰，麝香、薄荷脑利咽开窍直达病所，硼砂祛腐生肌，人工牛黄解毒清热，元明粉泻火解毒。全方共奏养阴清热解毒，利咽之功。

【方剂出处】《名医妙方精华千首》

参梅含片

【药物组成】 沙参、玄参、乌梅、生地黄、天花粉各 100 克，薄荷 60 克，甘草 30 克（以上 1 料，可供半个月用）。

【制作方法】 除乌梅、甘草之外，可用不同方法提炼，打成片剂，约 150 片，瓶贮待用。虽无明显失效期，但最好不超过 1 年。此药为含化剂，每次 1 片，慢慢含化，吞咽津液，每日 6～10 片。

【功效主治】 养阴生津，润咽止痛。用于治疗慢性咽炎及干燥综合征。

【经验体会】 此方源于《温病条辨》的增液汤，取其滋养肺肾，生津增液。但原方仅仅有利于急性病的“劫津”，对慢性病的“耗液”作用不大。于是辅以乌梅，其味酸，能强力收敛生津，此正补“耗液”的需要；而且还有抗菌、抗过敏作用，更适合于慢性咽炎。喉科曾有盐梅一方，方中加以改进以适今用。取用玄参清燥热而利咽，薄荷疏风热而利咽，天花粉消痰结而利咽，甘草调味而利咽。诸药合用,直达病所,相得益彰。

【方剂出处】《首批国家级名老中医效验秘方精选》

绛雪散

【药物组成】 西瓜霜、硼砂各120克,朱砂3.3克,冰片0.3克。

【制作方法】 ①西瓜霜制法:夏季收西瓜,放置阴凉透风处,大寒季节取完好无损者15千克,连皮切块,每切大小约5厘米,另取含水较多的白萝卜15千克,切法同上。先取西瓜加水30千克煎煮,至水沸1小时后,过滤去渣,加入朴硝5千克,拌至溶尽,移至阴暗处,液面上用干净麦秆纵横覆盖,待溶液冷却,麦秆上即出现白色条块状结晶附着,取下平摊在竹匾上,风干即成。②绛雪散制法:先将西瓜霜、硼砂共研极细末,过120目筛,加入朱砂同研极匀,最后再加冰片末和匀,置瓶内密封,放阴暗处保存。取少量药末喷于患处,每日3~4次,重症者可每2小时1次。

【功效主治】 清热解毒,通利咽喉。适用于一切急、慢性咽炎,口腔黏膜炎,急性扁桃体炎。

【经验体会】 本方为咽喉科外治方,其色粉红,洁净如雪,故取名绛雪散。其组成是西瓜霜加以冰硼散，冰硼散功能清热解毒，清利咽喉，加入味咸性寒之西瓜霜则清利作用尤宏，经体外抑菌实验证明，本方对多种细菌均有不同程度抑制作用，故可用于治疗各种急慢性咽喉、口腔黏膜炎症。

【方剂出处】《中国现代名医验方荟海》

西瓜霜梅片散

【药物组成】 中秋节后小西瓜1个，芒硝500克，冰片2克。

【制作方法】 西瓜挖洞，内放芒硝，将皮外出白霜时扫开，名西瓜霜。取西瓜霜10克，冰片2克，研匀为末。每次取少许吹入喉内。

【功效主治】 清热利咽。用于治疗咽喉红肿疼痛。

【方剂出处】《五官科病秘验单方集锦》

槐树皮油

【药物组成】 鲜国槐树第二层皮（不用洋槐树）切碎约6克，蝉蜕5只，大黄2克，芝麻油100毫升。

【制作方法】 先将诸药放芝麻油内浸泡1宿，后放在铁锅内，置文火上熬数沸，待药变为枯黄色滤去药渣不用，将此油装入瓶内备用，每次用此油1匙(5～10)徐徐咽下，数小时后不见效，可再用1次。

【功效主治】 清热润燥利咽。用于咽喉肿痛，口干咽燥。

【方剂出处】《五官科病秘验单方集锦》

食盐青黛散

【药物组成】 食盐20克，青黛6克，冰片2克。

【制作方法】 上药共为细末，每次1克，吹入咽喉。

【功效主治】 清凉润喉。用于喉痹，咽喉干痛。

【方剂出处】《五官科病秘验单方集锦》

青黛硼砂散

【药物组成】 青黛、硼砂各15克，食盐(微炒)3克，珍珠末1.5克。

【制作方法】 上药共研细末，装入瓷瓶内，用时取出少许吹入咽喉。

【功效主治】 清热化痰利咽。用于治疗咽喉疼痛，声音重浊、嘶哑，烦躁等。

【方剂出处】《五官科病秘验单方集锦》

加味黛矾散

【药物组成】 青黛、胆矾、黄连、黄柏、元明粉、甘草各等份,冰片适量。

【制作方法】 上药共研细末,装瓶密封备用。需用时取药粉适量,用喷粉器直接均匀地吹于患处。

【功效主治】 清热解毒,破结去瘀,消炎止痛。用于治疗急、慢性咽炎,症见咽红色鲜灼痛者。

【方剂出处】《中国现代名医验方荟萃》

咽喉吹散

【药物组成】 煅人中白、白芷、生蒲黄、生甘草各30克,冰片5克。

【制作方法】 上药共研极细末,用喷粉器均匀地吹于咽部。吹药时应注意斜吹于喉底,以免引起呛咳。

【功效主治】 清热解毒,祛瘀化痰,利咽止痛。用于治疗急、慢性咽炎,症见咽部干燥不甚,红肿痛痒者。

【方剂出处】《中国现代名医验方荟萃》

消肿止痛酊

【药物组成】 天南星18克，半夏、川乌、草乌、枳壳、大黄、牡丹皮、赤芍、延胡索各15克，红花、乳香各9克，薄荷油6克，冰片5克，麝香壳1个。

【制作方法】 上药放入玻璃瓶中，加白酒适量，密封浸泡1个月后备用。使用时取药酒适量加热，外搽咽喉患处外面的颈项，使药汁渗透经络，直达患处。此酊有毒，严禁内服。也可配合中医辨证，施以内服药，效果更佳。

【功效主治】 渗透经络，活血镇痛。用于治疗慢性咽炎，症见咽喉刺痛，声音嘶哑。咽后壁淋巴滤泡增殖和声带结节。

【临床应用】 本方为中医治疗慢性咽炎、声带结节的经验方，临床取得了较好的效果。

【方剂出处】《中国现代名医验方荟萃》

五、其他方法

中药蒸气吸入法

【药物组成】 半夏、黄柏、蒲公英、生石膏、板蓝根、射干、甘草、乌梅各 30 克，薄荷(后下)、硼砂各 20 克，细辛 10 克。

【制作方法】 上药加水 8 000 毫升，水煎 2 次，将两次药汁混合，过滤，浓缩至 300 毫升装瓶备用。每次取 25 毫升，用蒸气吸入器雾化吸入，每日 1 次，7 天为 1 个疗程。

【功效主治】 清热解毒，化痰利咽。治疗慢性咽炎。

【临床应用】 本法治疗慢性咽炎 78 例，其中单纯性咽炎 27 例，干燥性咽炎 14 例，肥厚性咽炎 17 例，其他非器质性咽异感症 10 例。痊愈 47 例，好转 25 例，无效 6 例。治愈率为 60.3%，总有效率为 92.3%。

【经验体会】 方中半夏燥湿化痰，黄柏、板蓝根、蒲公英清热解毒，石膏清胃解热，射干清热利咽，甘草解毒利咽，薄荷疏风利咽，乌梅生津利咽，细辛利咽止痛，硼砂清热消痰。全方共奏清热解毒、化痰利咽之功；并施以蒸气吸入法，令药物直达病所，疗效更加显著。

【方剂出处】 魏峰等．中药吸入法治疗慢性咽炎 78 例．湖北中医杂志，1990，6(6)：17

丹参超声雾化吸入法

【药物组成】 丹参注射液8毫升(1毫升注射液相当于生药1.5克)。

【随证加减】 如并发有咽部糜烂或溃疡,每次加入庆大霉素4万单位。

【制作方法】 将丹参注射液置于超声雾化器中,每次雾化吸入30分钟,每日2次,4周为1个疗程。

【功效主治】 活血补血,通经活络,直达病所。治疗慢性咽炎。

【临床应用】 本法治疗慢性咽炎85例,治愈69例,占81%;好转10例,占12%;无效6例,占7%;总有效率为93%。疗程最短者3周,最长者6个月。

【经验体会】 丹参注射液具有活血化瘀,通经活络兼有补血的作用,故有一味丹参胜过一剂四物汤的说法。又将其超声雾化吸入,既可使药物直达病所发挥更大作用,又可起到物理治疗通经活络的作用,因此能取得较好的效果。

【方剂出处】 王启等.丹参超声雾化吸入法治疗慢性咽炎85例观察.中西医结合杂志,1990,10(5):307

穴位放血法

【穴位组成】 耳背，位于耳轮的外侧面。

【制作方法】 选准耳背近耳轮处明显的血管1根（左右均可），揉搓数分钟使其充血，按常规消毒后，左手将耳背拉平，中指顶于下，右手持经消毒的手术刀，用刀尖划破血管，则见自然出血，约0.5毫升即可（下刀轻重适宜，重则易伤耳软骨，轻则出血量不足），用消毒棉签抹去血液，并消毒切口，盖以消毒敷料，贴上胶布即可，数日内勿被水浸，以防感染。第二周如法选对侧耳背放血，第三周再放第一次放血的耳朵，共3次。

【功效主治】 泻热排毒，散瘀通络。治疗慢性咽炎。

【临床应用】 临床治疗40例。显效9例，有效12例，好转15例，无效4例，总有效率为90％。随访最长10年，最短2年无复发。

周某，男，38岁，干部。患慢性咽炎10年，咽部疼痛不适，常有黏痰。咽部充血，淋巴滤泡增生较明显，遇感冒则更甚。经内服药效果不显，而接受放血疗法，3次后，咽部充血消失，淋巴增生减少，咽部无不适感，随访8年未复发。

【方剂出处】《中国针灸独穴疗法》

穴位贴敷法

【穴位组成】 廉泉穴。

【制作方法】 选准廉泉穴，取消炎止痛膏1张，紧贴该穴，24小时换贴1次，可连贴3次。若不愈，间隔3天后可重复使用。

【功效主治】 消炎通络，调畅气血。治疗慢性咽炎。

【临床应用】 临床治疗一般治疗3～5次即可痊愈。

周某，男，28岁。患慢性咽炎多年，屡服中西药物未效。证见咽中不适，时有疼痛，干咳少痰，胸闷不舒。检查见咽部广泛充血。应用本法治疗2次后证减，5次而愈。至今随访，未见复发。

【方剂出处】《中国针灸独穴疗法》

穴位注射法

【取穴用药】 穴位：颈椎4～5旁开5分处。药物：当归注射液1毫升。

【制作方法】 令患者面向椅背骑坐椅上，将两前臂放在椅背上，上身稍前倾，头部伏于手臂上，术者立于患者身后，用双手拇指指腹的侧面沿脊柱两侧旁开5分处自上而下均匀用力按压，当患者感到指压处有酸麻胀痛时，该处即为治疗用穴。上述敏感点多位于颈椎4～5旁开5分处，从该处进针，边进针边询问患者有无针感，当出现明显针感时，即推注药液。每次每个穴位注射0.5毫升，每日1次，10次为1个疗程。

【功效主治】 利咽润喉，活血化瘀。治疗慢性咽炎。

【临床应用】 临床治疗130例。基本治愈21例，显效50例，好转48例，无效11例，总有效率为91.5%。

【方剂出处】《中国针灸独穴疗法》

揉拿颈前五线法

【穴位组成】 颈前五线：外侧线指双侧胸锁乳突肌，内侧线指颈前喉结旁开1.5寸自上而下两线，中线即气管正中线。取穴：风府、天突、气舍、廉泉、阿是穴。

【制作方法】 患者仰卧位，医者坐于患者头位偏右侧方。用右手拇指与食、中指相对，轻柔着力由外侧向内侧、自下而上揉拿颈前外侧线及内侧线10～15分钟，然后用一指禅推法自下而上推揉前中线5分钟。在推揉过程中如患者口中有痰涎涌出让其自行吐出，切勿咽下。推揉完毕，用一指禅推法经左侧气舍穴经天突穴至右侧气舍穴，每穴 1 分钟；颤点风府、廉泉穴各 1 分钟。然后在颈前咽喉周围寻找压痛点（阿是穴），对发现的痛点逐一用一指禅法推揉 1～2 分钟。隔日推拿 1 次，2 周为 1 个疗程；每个疗程之间不需休息，共治 3 个疗程。

【功效主治】 舒经活络，调理阴阳。用于治疗慢性咽炎。

【临床运用】 62 例经用本法治疗 1～3 个疗程，治愈 31 例，显效 14 例，有效 16 例，无效 2 例，总有效率为 96.6％。

【经验体会】 慢性咽炎属于中医“喉痹”范畴，病情缠绵，治疗较为棘手。中医学认为，咽部与胃、肺、肾、任、督脉等经脉有密切联系，任督二脉调阴阳，肾之脉系舌本，使肾水上达以濡养于喉，胃经过喉旁，大肠经络肺经，与喉咙相联。若以上经络不调、气血不和，就会引起咽部不适。颈前内侧线为胃经所过，外侧线为大肠经所过，揉拿内、外侧线可以通达气机而利咽喉；气管正中线为任脉所敷布，推揉此线，可使津液上承，阳气顺畅。风府属督脉，廉泉、天突穴属任脉，点揉上穴可顺接阴阳；气舍属胃经，点揉此穴可调畅咽喉部气机；阿是穴为痰瘀凝结之处，点揉后可以祛瘀散结。推揉点按相结合，具有疏经活络、调理阴阳之作用。

【方剂出处】 朱其广等．揉拿颈前五线配合点穴治疗慢性咽炎62例．湖北中医杂志，2006，28(4)：49

天突穴位埋线法

【穴位组成】 天突穴（患者仰卧位，胸骨切迹上缘之正中线凹陷处取穴）。

【制作方法】 患者采取仰卧位，单取天突穴，用一次性医用9号灭菌注射针头，28号灭菌毫针作针芯。取用“2～0”号长1.5厘米左右医用羊肠线1根，将肠线放入9号针头内，以针芯固定。先直刺0.2寸，然后将针尖与皮肤呈45°角沿胸骨柄后缘向下刺入穴位0.8～1寸，缓慢推线退针，出针后消毒干棉球按压片刻，创可贴固定。15天埋线1次，4次为1个疗程。

【功效主治】 宣肺利咽，消痰止咳，理气散结。用于治疗慢性咽炎。

【临床应用】 临床治疗32例。痊愈（症状消失，咽黏膜充血、水肿消退，咽后壁肿大的淋巴滤泡恢复正常，黏膜分泌物消失）18例；显效（大部分症状消失，只有轻微的咽部异物感，咽黏膜充血水肿明显减轻，咽喉壁留有少量淋巴滤泡、少量的黏液）12 例；无效（经治疗，症状、体征无变化者）2 例，总有效率为 93.8％。

【经验体会】 慢性咽炎是临床常见病与多发病。笔者选用天突穴进行穴位埋线治疗是基于天突为任脉与阴维脉的交会穴，具有清肺利咽、化痰止咳、理气散结的功效，穴位埋线是集经穴、线、针刺于一体的新型疗法。本疗法采用针将线埋入穴位内。针的物理刺激和线的分解吸收所产生的生物化学的双重作用，对穴位产生一种柔和而持久的刺激。现代医学证实，埋线能提高网状内皮系统功能，使末梢血白细胞增多，增强吞噬作用，从而有抑菌消炎的作用。

【方剂出处】 冯豪．天突穴位埋线法治疗慢性咽炎 32 例．浙江中西医结合杂志，2007，17(3)：161